面向"新医科"普通高等教育系列教材

医用物理学实验

主　编　张海霞　郭学谦
副主编　黄晓清　许莉莉

中国铁道出版社有限公司
CHINA RAILWAY PUBLISHING HOUSE CO., LTD.

内容简介

本书汇集了编者团队长期进行医药类各层次物理实验教学实践和教学改革创新的成果，以"实验数据的处理"为先导，结合医药类各专业层次对物理实验知识的需求，设计了 20 个实验项目，分为基础性实验、综合性实验、设计性实验和医学物理实验四种类型。不同的实验类型设定不同层面的培养目标，为开展分层次、递进式的教学模式提供基础。本书基于"两性一度"的一流课程建设要求，注重物理思想和方法在医学中的应用，通过设计性实验、选做实验内容、拓展阅读和实验报告模板中的拓展项目等，实现个性化学习和自主学习。其他配套教学资料以二维码的形式呈现，用于学生课前预习和课后实验报告的撰写。

本书适合作为医学院校各专业学生的物理实验教材，还可作为从事生物医学和临床医学的科技工作者的参考用书。

图书在版编目（CIP）数据

医用物理学实验/张海霞，郭学谦主编. —北京：中国铁道出版社有限公司，2022.12（2024.6 重印）
面向"新医科"普通高等教育系列教材
ISBN 978-7-113-29263-8

Ⅰ.①医… Ⅱ.①张… ②郭… Ⅲ.①医用物理学-实验-高等学校-教材 Ⅳ.①R312-33

中国版本图书馆 CIP 数据核字（2022）第 101861 号

书　　名：	医用物理学实验
作　　者：	张海霞　郭学谦

策　　划：	陆慧萍	编辑部电话：	（010）63549508
责任编辑：	陆慧萍　徐盼欣		
封面设计：	刘　颖		
责任校对：	安海燕		
责任印制：	樊启鹏		

出版发行：中国铁道出版社有限公司（100054，北京市西城区右安门西街 8 号）
网　　址：https://www.tdpress.com/51eds/
印　　刷：北京鑫益晖印刷有限公司
版　　次：2022 年 12 月第 1 版　2024 年 6 月第 2 次印刷
开　　本：787 mm×1 092 mm　1/16　印张：10.5　字数：247 千
书　　号：ISBN 978-7-113-29263-8
定　　价：32.00 元

版权所有　侵权必究

凡购买铁道版图书，如有印制质量问题，请与本社教材图书营销部联系调换。电话：（010）63550836
打击盗版举报电话：（010）63549461

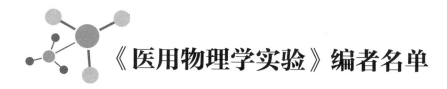

《医用物理学实验》编者名单

编者单位：首都医科大学

主　　编：张海霞　　郭学谦

副 主 编：黄晓清　　许莉莉

编　　者：（按姓氏音序排列）

樊婷婷　　郭江贵　　郭学谦

黄菊英　　黄晓清　　姬长金

李姗姗　　刘志翔　　曲　典

师　炜　　王　川　　熊华晖

许莉莉　　薛艳丽　　严华刚

张海霞　　张梦诗　　张智河

前　言

物理学是研究物质基本结构、基本运动形式、相互作用规律的自然科学。"医用物理学"是医学院校各专业学生的一门公共基础课，也是医学生理工素质教育课程之一。通过学习物理学实验，不仅能使学生掌握物理实验的基本方法和原理，培养学生发现问题、分析问题和解决问题的能力，提高学生的科学实验能力、科学计算能力、逻辑思维能力，还能培养学生实事求是的科学态度和严谨踏实的工作作风，实现学生知识、能力、素质的协调发展。

本书立足于"新医科"人才培养目标，适应新时代高等医学教育的全新发展和变革的需要，坚持物理学的基础地位，强调物理课程在培养学生科学素质方面所起的重要作用，在首都医科大学物理教研室使用多年的校内自编教材《医用物理学实验》的基础上修改、补充而成，汇集了物理学教学团队长期进行医药类各层次物理实验教学实践和教学改革创新的汗水和成果。

本书除了介绍实验数据处理的理论知识外，共设 20 个实验项目，分为基础性实验、综合性实验、设计性实验和医学物理实验四部分，以适应不同专业层次的教学需求。每个实验包括实验目的、实验仪器、实验原理、实验内容、思考题等部分。依据实验内容的不同，利用"拓展阅读"模块，融入物理学史、物理学最新研究和技术进展、新的医学应用等内容介绍，发挥课程思政的育人功能，贯彻"三全"育人理念。

基础性实验包括长度的基本测量、示波器的使用、分光计的调节和应用、RC 电路的暂态和稳态过程、静电场模拟五个实验，使学生掌握基本的实验思想和实验方法，训练学生掌握常用的实验操作技能。综合性实验包括七个实验项目，内容涉及力学、电磁学、光学、近代物理等方面，用于提升学生综合运用实验知识和技能的能力。设计性实验包括四个实验项目，要求学生自主设计实验方案和主要实验步骤以及数据表格，独立完成实验操作和实验数据处理。通过设计、讨论、实践的过程，培养学生利用理论知识分析解决实际问题的综合能力。医学物理实验包括四个实验项目，依次为超声波特性研究、核磁共振信号的观察与测量、人体生理参数测量与分析、模拟 CT。医学物理实验注重物理学原理和临床研究相结合，学生通过实验可以了解基本的物理理论和实验方法在医学影像技术、生理信号分析等方面的实际应用。

与每个实验配套的数字教学资源通过二维码的形式呈现。学生扫描二维码即可获取实验预习指导、实验仪器介绍视频、实验报告模板等资料，用于课前预习和课后实验报告的撰写。实验报告是对实验的全面总结，学习撰写实验报告是撰写研究论文的初步训练。本书提供的实验报告模板在注重实验报告规范性和严谨性的同时，强调实验原理的概括、实验结论的归纳总结、误差分析和实验的拓展。数字教学资源拓展了纸质教材的内容和形式，有助于学生顺利开展实验学习,也可供授课教师参考分层次、递进式指导学生掌握实验报告撰写。

基于"两性一度"(即高阶性、创新性、挑战度)的一流课程建设要求,本书具有如下特点:

(1)结合医药类各专业层次对物理实验知识的需求,将实验项目分为四类,即基础性实验、综合性实验、设计性实验和医学物理实验。不同的实验类型设定不同层面的培养目标,为开展分层次、递进式的教学模式提供基础。

(2)实验项目和内容的设置更注重物理思想和方法在医学中的应用,而非成型的相关设备操作。在医学物理实验板块的超声波特性研究中,实验内容设计包含了超声波三种波型的转换、超声测距、利用超声声速测量获得材料的力学参数等,同时通过配套的拓展阅读内容让学生了解超声弹性成像等新的技术应用;模拟CT实验是在首都医科大学物理学教学团队的发明专利基础上开发的,具有原创性,实验内容设计更强调对CT成像原理的掌握。

(3)结合实验内容特点,融入课程思政元素,提升学生兴趣,拓展学生知识面。

(4)配套的数字教学资源覆盖实验预习和实验报告撰写,为有需求的学生提供必要的指导。本书配套教学课件获评2023年北京高等学校优质本科教材课件项目。

(5)全部实验配有思考题,以便学生更好地学习和掌握物理学实验的相关基本原理和基本技能。

(6)在实验报告模板中设置实验拓展项目为不同层次学生提供自主学习指导。

本书适合作为医学院校各专业学生的物理实验教材。首都医科大学承担阶平班、长学制、五年制、四年制、专业教育、继续教育等不同层次医学生培养,本书是物理实验长期教学实践的结晶。根据学制和培养目标的不同、课程学时设定的不同,可以选择不同实验项目;部分实验项目设有选做内容,以体现分层教学、因材施教的教育原则。同时,本书还可作为从事生物医学和临床医学的科技工作者的参考用书。

本书由首都医科大学生物医学工程学院物理教研室、物理实验室和首都医科大学燕京医学院医学影像学系共同完成,其中,物理教研室和物理实验室有16位教师参与编写,负责实验数据处理和18个教学内容和实验项目的编写;医学影像学系有2位教师参与编写,负责2个实验项目。本书由张海霞、郭学谦任主编,负责全书的设计规划和定稿;由黄晓清、许莉莉任副主编,负责全书的修改和统稿。

北京市教学名师刘志成教授长期从事医学生理工素质教育研究和实践,关注物理学教学改革推进,阅读书稿后提出了宝贵的意见和建议,在此表示衷心的感谢。衷心感谢首都医科大学教务处多年来对于物理学课程的支持和帮助。

由于编者水平有限,加之受仪器设备的限制,书中存在疏漏及不妥在所难免,恳请广大读者批评指正。

编 者

2024年6月

目 录

- 绪 论 ··· 1
- 第 1 章 实验数据的处理 ·· 4
  - 1.1 测量与误差 ··· 4
  - 1.2 实验误差的分析与处理 ··· 6
  - 1.3 测量不确定度与测量结果的表达 ·· 9
  - 1.4 有效数字和近似计算 ·· 13
  - 1.5 不确定度分析和近似计算实例 ·· 15
  - 1.6 常用的实验数据处理方法 ··· 20
  - 1.7 实验数据处理练习 ·· 26
- 第 2 章 基础性实验 ·· 28
  - 实验 2.1 长度的基本测量 ·· 28
  - 实验 2.2 示波器的使用 ··· 36
  - 实验 2.3 分光计的调节和应用 ·· 45
  - 实验 2.4 RC 电路的暂态和稳态过程 ··· 53
  - 实验 2.5 静电场模拟 ··· 58
- 第 3 章 综合性实验 ·· 64
  - 实验 3.1 拉伸法测金属的杨氏模量 ··· 64
  - 实验 3.2 霍尔效应实验 ··· 70
  - 实验 3.3 磁场测量 ·· 76
  - 实验 3.4 牛顿环法测定透镜的曲率半径 ··· 84
  - 实验 3.5 光栅的衍射 ··· 88
  - 实验 3.6 电子电荷测定——密立根油滴实验 ···································· 92
  - 实验 3.7 普朗克常数的测定 ··· 100
- 第 4 章 设计性实验 ·· 105
  - 实验 4.1 液体黏度的测定 ·· 105
  - 实验 4.2 超声声速测定 ··· 111
  - 实验 4.3 光栅光谱仪的应用——遮阳材料防紫外性能测试 ············ 115
  - 实验 4.4 偏振光旋光实验 ·· 118

第5章 医学物理实验 ········ 121

实验 5.1 超声波特性研究 ········ 121

实验 5.2 核磁共振信号的观察与测量 ········ 130

实验 5.3 人体生理参数测量与分析 ········ 138

实验 5.4 模拟 CT ········ 147

绪　　论

物理学是以实验为基础的科学,也是自然科学的基础。物理规律的研究以严格的实验证据为基础,并且不断受到实验的检验。物理实验也是物理知识应用于其他学科领域的起点。

物理实验是"医用物理学"课程的重要组成部分。它不仅有助于加深对理论知识的理解,而且可以使学生获得基本的实验知识,并在实验方法和技能等诸多方面得到较为系统严格的训练。物理实验是学习科研方法、从事科学实验的起点,同时在培养良好的科学素质及科学的世界观方面也起着潜移默化的作用。因此,学好物理实验对于医学生是十分重要的。此外,现代医学的发展表明,诊断、治疗、康复保健、药物的分析鉴定以及生理和病理的研究等各个方面,都日益离不开物理学的实验原理、方法、测量技术和仪器设备,如电泳技术、光谱分析技术、电子显微镜等。物理领域的每项新技术、新方法和新成就无不给医学以新的活力,从而促进其技术革新和研究的深入。总之,物理实验是未来的医务工作者所必须接受的基础性科学实验训练。

本绪论将介绍医用物理学实验课的教学目的、主要教学环节和要求,以及物理实验室的使用规范。

一、物理实验课的教学目的

物理实验课作为"医用物理学"课程不可或缺的一部分,承载着理论课所不能实现的如下教学目的:

(1)通过培养学生运用理论指导实验的设计,并对物理实验现象进行观察和分析,解决实验中出现的问题,使学生加深对物理理论的理解,并逐步提高观察问题、分析问题及解决问题的能力。

(2)使学生在实验方法和技能方面得到较系统严格的基本训练,培养学生开展科学实验的能力,养成勤于思考的习惯,做到善于动手。具体实验技能包括:通过阅读实验资料,概括出实验原理和方法;正确调节和使用基本实验仪器,掌握基本物理量的测量方法和实验操作技能;正确记录和处理数据,分析不确定度,表达实验结果以及撰写实验报告;自行设计和完成某些不太复杂的实验任务;等等。

(3)培养学生尊重事实的科学态度,使其养成遵循实验规范的良好习惯;培养学生勇于探索、锲而不舍的钻研精神以及遵守纪律、团结协作、爱护公物的优良品德。

二、物理实验课的主要教学环节与要求

医用物理学实验课与理论课既有联系,又相对独立,两者之间相辅相成,不能互相取代。同时,实验课还能拓宽理论课涵盖的知识面。

为达到物理学实验课的教学目的,让学生养成良好的实验习惯,应重视物理实验教学的

以下三个环节。

1. 实验课前的预习

任何科学实验在动手操作或进行观测之前都需要精心准备和设计,物理实验也是如此,做好充分的课前预习是保证独立完成实验的基本条件。实验课前,学生需要了解实验目的和原理,明确实验方法和实验步骤,了解实验仪器的使用方法和注意事项,并在此基础上完成预习报告。预习报告主要包括实验名称、实验目的、主要仪器名称和实验数据记录表格,其中数据表格是供实验时记录实验情况及数据之用。

2. 实验课上的操作与记录

实验课上,学生在教师指导下,发挥个人积极性,独立完成实验,充分利用实验观测加深对物理知识的理解。

课上准备工作:学生结合教材检查本组仪器和用具是否齐全,并在预习报告上记录下仪器的型号、规格、编号等。认真听取指导教师的讲解及安排,了解实验条件、步骤和注意事项等。使用仪器前,充分熟悉仪器的正确用法。

实验观测及记录:正式进行实验观测时,应对照教材中的实验步骤操作,井井有条地进行调节、细心观察、仔细测量和记录,并认真思考实验中的问题。遇到问题时,应冷静分析,并积极地寻求解决办法。仪器发生故障时,要在教师指导下学习排除故障的方法。实验中,应严格遵守和执行操作规程,爱护实验仪器,养成细致严谨的实验习惯。总之,物理实验课除了完成实验目的和任务,更重要的是实验规范意识和实验能力的培养和提升。

实验中记录的数据是实验的原始记录,它是进行科学研究和技术总结的原始资料。原始数据记录应做到及时、准确、完整、客观。医用物理学实验课应遵循的基本实验数据记录和数据处理规范包括:

(1)用钢笔或圆珠笔记录原始数据。如记录错了,应在错误的数据上轻轻画上一道,在旁边写上正确的数据,使正误数据都能清晰可辨,以供分析测量结果和误差时参考。不得用铅笔记录,更不能先草记在另外的纸上再誊写到预习报告中的数据表格中。良好的数据记录习惯也是实验技能的一部分。

(2)对于单次测量的物理量,小组每位成员须独立读数并核对结果,如果差异较大应查清原因;对于多次测量的物理量,小组每位成员应独立完成全部测量,并确保差异在合理的范围内。

(3)数据处理必须要有检查核对步骤。小组每位成员须独立完成数据处理,并交叉核对计算结果,结果如不一致应查清原因。

不同实验会有不同的具体实验规范,例如仪器的操作顺序和操作要领,这些须在预习过程中总结出来。实验课上还应按照要求对数据进行初步处理。实验结束前,学生要整理、还原仪器,并在登记卡上签字,在获得指导教师认可后方可离开实验室。

3. 实验总结

实验后,应在预习报告的基础上及时处理实验数据,并完成实验报告。实验报告是对实验的全面总结,是他人了解本实验的主要依据。因此,实验报告应具有客观性和科学性,语言通顺易懂、图表规范、结果和结论明确。撰写实验报告是撰写研究论文的初步训练,也是需要锻炼的实验技能之一。实验报告内容应包括:

(1) 实验名称、实验日期、班组号、实验者及合作者姓名。

(2) 实验目的、仪器用具及其型号。

(3) 实验原理：简要叙述实验的相关理论和测量原理（包括电路图、光路图或实验装置示意图）、测量所涉及的主要公式、式中各量的物理含义、公式成立所应满足的实验条件等。这部分内容必须用自己的语言来总结。除了公式和图之外，建议字数控制在 300~500 字之间。

(4) 实验内容和数据处理：根据实际完成的实验内容，列出完整的实验数据（誊写自预习报告），给出完整详细的数据处理过程，包括必要的计算公式和计算中间过程、规范的作图、不确定度的估算，完整规范地表达测量结果。注意测量物理量的单位要正确书写，不得遗漏。

(5) 实验结果：用文字的方式完整地叙述实验结果。

(6) 讨论：在此部分可以分析实验误差来源，分析实验现象，总结实验的研究体会、收获和建议，对某些思考题进行解答。

实验报告完成后要同数据记录表（经指导教师签字认可的原始数据记录）一起，在规定的时间交给指导教师批阅。

三、物理实验室使用规范

为了培养良好的实验习惯和规范意识，在物理实验室中应遵循如下规范：

(1) 自觉保持实验室环境的肃静和整洁，不喧哗，不打闹，书包和衣物挂到衣架上或放在指定的位置，不得放在实验台上。

(2) 实验前要根据实验教材核对检查本组仪器，不乱动与本组实验无关的仪器。如有缺损，应立即向指导教师报告，并填写"使用登记卡"，签名备查。

(3) 未了解仪器用法前切勿盲目动用，使用时必须严格遵守操作规程，不得擅自拆卸仪器设备。如有特殊情况，要听从指导教师的安排。

(4) 要特别注意用电安全，弄清电源电压和极性，在按规定连接电路并自查无误后，应请指导教师检查，经允许后方可通电及正式做实验。

(5) 注意节约水、电及消耗性材料，精心爱护和正确使用仪器。涉电设备使用完毕后务必按规定方法关闭电源。

(6) 实验过程中如发生仪器故障、损坏或丢失，要立即向指导教师报告，并承担应负的责任。实验室将照章酌情处理。对于非正常性损坏及丢失，必须及时填写"损失情况报告单"，事故责任者及相关指导教师要签名备查，以待处理。

(7) 实验完成后，应先请指导教师检查数据。经指导教师认可后，将仪器旋钮等恢复至初始位置，再关断电源，整理实验台（如擦干沾油的器皿、整理导线、送回临时借用的用品及擦净桌面等），然后请指导教师检查并在"数据记录表"上签字认可，在"使用登记卡"上登记完之后，方可离开实验室。

(8) 实验室的计算机仅供指定的实验或处理数据之用。最后使用者应按正确步骤关机。

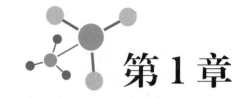

第1章

实验数据的处理

任何严格的科学实验都或多或少涉及定量测量,需要对所测数据进行处理,才能得到有意义的结果。从一系列实验数据中获得有意义的结论是一个复杂的过程,而且由于实验条件、实验仪器和测量对象等的限制,测量结果必然存在一定的不确定度。因此,有必要了解有关测量、数据处理及误差分析的知识。实验数据的处理可粗略地分为定量方法和半定量方法(或称近似计算方法)。在定量方法中,要求对测量结果的不确定度进行量化,并给出相应的置信概率或置信水平。半定量方法是指通过有效数字的约定来近似表达测量结果及其不确定度,而不对不确定度进行精确量化。半定量方法有助于快速了解测量的最终结果,但在严格的科学测量中,均要求用定量方法来处理实验数据,做出完整的不确定度分析。由于不确定度理论及数据处理方法涉及较多的数学和计量学知识,本书限于篇幅无法进行全面和系统的介绍,因此只介绍测量、误差与不确定度的基本概念,以及基本的不确定度分析和常用的数据处理方法。

实验文件资源

1.1 测量与误差

一、物理量的测量

测量是指通过观察和实验获得被测量量值的过程。物理量的测量是物理实验的重要组成部分,也是很多科学实验的重要组成部分。对某物理量的大小进行测定,实质上就是将此物理量与规定为标准单位的同类物理量相比较,或者将待测物理量导出的一个异类物理量(如表盘的指针偏转角度,或温度计液柱长度)与经该待测物理量标准值对异类物理量校准后的大小(校准结果为标定的刻度)相比较。测量可以分为两类。

(1)直接测量:是指通过被测物理量与已标定好的仪器、量具的相互作用或比较,直接从仪器、量具上读出被测量量值的测量。例如,用螺旋测微器测量长度,用天平测量质量,用秒表测量时间,用电流表测量电流,用温度计测量温度,等等。这些可以通过相应的测量仪器直接测得的物理量称为直接测得量。实践中能够进行直接测量的物理量是很有限的。

(2)间接测量:是指根据被测量与某些直接测得量的函数关系,计算出被测量量值的测量量。例如,测量铜球的密度时,由直接测量所得铜球的直径 D 和质量 m 代入密度公式

$$\rho = \frac{m}{V} = \frac{6m}{\pi D^3}$$

确定铜球密度。这种由若干直接测得量通过一定的数学关系式计算出来的物理量称为间接测得量。大多数物理量的测量属于间接测量。

注意:有些文献将温度的测量也划归成间接测量,因为直接测量的量其实是长度。温度的测量利用了液体的热膨胀性质,使其转换成了长度的测量,只不过温度计通常已经经过校准,刻度已标定为具体的温度。又如功率的测量,其直接测量的量往往是电流,仪表的功率显示也是通过电流和电压计算所得。本书将此类能直接读出测量值的测量仍然归为直接测量。

二、测量误差

在人们的传统观念中,对物理量进行测量的目的是确定被测量的真实值(简称真值)。但是,在任何一种实际测量中,测量结果都只可能是被测量真值的近似值。首先,在测量条件相同时,用同一计量仪器对同一被测量重复进行多次测量(称为等精度测量),得到的结果也经常有差异。对这类测量,没有任何理由认为某次测量比另一次更为准确。其次,因受所用测量仪器精确度和分辨率的限制,测量结果也不可能绝对准确。例如,边长为精确 1 m 的正方形对角线,理论上它等于 $\sqrt{2}$ m,其数值是一个无限不循环小数。测量的结果只能用小数来表示,再精确的尺子也只能给出有限的小数位,因此无法获得"真值"。再次,在测量过程中,被测量往往要对测量仪器施加影响才能获得测量结果,这意味着测量过程本身也会反过来改变被测量原来的状态,如用酒精温度计测量温度时,必须让酒精小泡与被测物发生一定的热交换,达到热平衡后才能读数。最后,被测量本身的问题,如一根圆柱的直径,现实中加工出来的圆柱各处的直径是不可能严格一样的,这时"真值"就需重新定义,如定义为平均直径。总之,上述因素都会使得测量结果与被测量的真值之间存在差异。我们把测量值与被测量真值之差称为误差。若被测量 X 的测量值为 x,其真值为 x_0,则误差 ε 为

$$\varepsilon = x - x_0 \tag{1-1-1}$$

式(1-1-1)定义的误差也称绝对误差,它反映了测量值偏离真值的大小和方向(即正负)。绝对误差有与被测量相同的量纲。需要注意的是,由于任何测量都存在误差,所以真值实际上往往是不可知的。在需要一个真值作为参考标准,或要计算某次测量结果的误差时,可用约定真值来代替真值,它通常由多个高精确度的实验的测量结果共同确立。

绝对误差与真值之比的绝对值称为相对误差,一般用百分数表示,即

$$\varepsilon_r = \left| \frac{\varepsilon}{x_0} \right| \times 100\% \tag{1-1-2}$$

相对误差没有单位。

误差和错误不同。错误是由于测量者的失误,或不正确的测量方法所造成的。只要测量方法无误,测量细心些,就能避免产生错误。误差则是不可避免的,任何测量结果都有误差。随着科技的发展以及测量知识和经验的积累,误差可以被控制得越来越小,但是无法降为零。实践证明,误差产生有其必然性,也为人们所公认。有些文献有"过失误差"的提法,指由于读数错误、记录错误、操作错误以及仪器故障等原因产生的"误差"。这种提法存在误导,过失误差不能算是误差的一种。误差概念本身也因为其英文"error"容易使人产生误解,觉得其导致测量结果有误而应该避免,或误差会使测量结果无效。基于此,误差概念在国际上已逐渐被不确定度概念所取代。

实际上，由于真值是未知的，因此误差也无法确知。我们测量的任务是：①给出被测量真值的最佳估计值；②量化评估该最佳估计值的可靠程度。最佳估计值是指所能获得的最接近真值的数值。为了减小误差并量化真值最佳估计值的可靠程度，有必要分析测量过程中误差的来源。误差按其产生的原因、性质和特点可以分为以下两类：

(1) 系统误差：由实验方法、条件或仪器造成的系统性误差。这些原因对于测量结果的影响具有一致性，即绝对误差的大小和正负保持不变，或按照一定规律变化。

(2) 随机误差：由环境波动、仪器噪声或人为因素造成的具有不确定性的误差，这些因素对测量结果的影响是随机的，因而误差的数值也会在包含 0 的一个区间内随机变化。

1.2 实验误差的分析与处理

一、系统误差的分析与处理

系统误差使得在测量条件和测量方法等因素相同的情况下，多次测量同一物理量的测量结果总是向某一方向偏离，或按一定的规律变化。系统误差的来源主要有：

(1) 仪器误差：指由于所用仪器本身的设计、性能和制造加工所导致的误差。例如，米尺的刻度不准、天平砝码的实际质量与标称值有差异等。

(2) 理论（方法）误差：指由于测量方法或所依据理论公式的近似性，或测量方法有缺陷所导致的误差。例如，用安培表测电流时，安培表内阻必然对整个电路的电流造成影响，从而造成测量电流与实际电流的差异。再如，用单摆法测重力加速度时，单摆运动只是简谐振动的近似，根据其周期计算重力时存在着系统性偏差。

(3) 环境误差：在测量过程中，周围的温度或湿度有规律地变化或电磁场、电磁辐射的存在所导致的误差。例如，某个在 20 ℃ 时校准的仪器在 25 ℃ 使用时就可能出现系统误差。

显然，系统误差不能通过增加测量次数的方法来减小。测量时找到和消除系统误差很重要，因为它常常是影响实验结果准确度的主要因素。系统误差可以分为两类，即已定系统误差和未定系统误差。

已定系统误差是指数值能被确定的系统误差，如螺旋测微器的初读数（即零点读数），可将其从实验结果中加以扣除，消除其影响。

未定系统误差是指具体数值无法确知的系统误差，只能知道它存在于某个大致范围内。因此，虽然其绝对值和符号不能确定，但通常可以估计出误差范围（即误差限）。例如，最大允许误差范围内的仪器误差就属于这一类。

系统误差往往是测量结果误差的主要分量或重要分量，在实验中应尽可能减小或加以校正，具体方法包括修正理论公式、改进测量方法、控制实验条件和校准实验仪器，也可以是实验后期的校正，如减掉初读数。

二、随机误差的分布与量化

随机误差是指在相同条件下重复测量时以不可预知方式变化的测量误差。其数值有偶然性，可以取正值，也可以取负值。每次测量前不能预测随机误差的正负和大小，但在相同条件下对同一被测量的多次重复测量(称为测量列)中,随机误差的分布常满足一定的统计规律。因此,可以根据统计方法对随机误差进行分析。

1. 随机误差的分布

理论和实践都证明,在测量条件相同并控制系统误差影响的情况下,测量重复次数足够多时,测量的随机误差服从正态分布(也称高斯分布和钟形分布)。实践中,随机误差的分布符合如下特征:

(1) 单峰性:绝对值小的随机误差出现的概率总是比绝对值大的随机误差出现的概率大。

(2) 对称性:绝对值相等的正、负随机误差出现的概率大致相同。这一特征使得多次测量能够降低总体随机误差,因为在多次测量的情况下,正负误差倾向于互相抵消。

(3) 有界性:对具体的测量,随机误差的绝对值不会超过某一限度。

数学上正态分布的概率密度函数为

$$f(\varepsilon) = \frac{1}{\sqrt{2\pi}\sigma}\exp\left(-\frac{\varepsilon^2}{2\sigma^2}\right) \tag{1-2-1}$$

式中,ε 为测量的随机误差;σ 为表征随机误差分散程度的参数,称为该正态分布的标准差。

概率密度函数的意义在于:数值在区间 $(\varepsilon, \varepsilon+\mathrm{d}\varepsilon)$ 内的随机误差出现的概率为 $f(\varepsilon)\mathrm{d}\varepsilon$,其中 $\mathrm{d}\varepsilon$ 是一个很小的量,使得 $f(\varepsilon)$ 在这个区间里可视为常量。

正态分布概率密度函数的曲线如图 1-2-1 所示。图中实线描述的测量列随机误差分布 σ 较小,反映了测量数值较集中,随机误差总体上数值较小,测量质量较高。根据式(1-2-1)可以计算出随机误差出现在区间 $(-\sigma,\sigma)$ 内的概率为 0.68,其意义是:该测量列中任意一次测量,测量值的随机误差出现在 $(-\sigma,\sigma)$ 区间内的概率为 68%,这种概率也称置信水平。置信水平总是和一定误差区间联系在一起的,区间越大,置信水平越大。对于正态分布而言,当随机误差的区间扩展为 $(-2\sigma, 2\sigma)$ 时,置信水平约为 95%。68% 和 95% 是最常采用的置信水平。

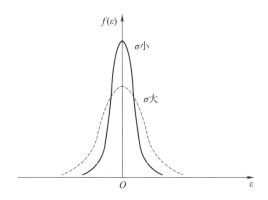

图 1-2-1 正态分布概率密度函数的曲线

实际的测量次数总是有限的。在数学上,当测量次数很少时(如少于 10 次),重复测量的随机误差分布将明显偏离正态分布,更服从 t 分布。但 t 分布在测量次数 n 趋向于无穷时逼近正态分布,实际应用时,n 大于 20 即可认为近似符合正态分布。因此,正态分布是一种广泛应用的随机误差分布。此外,正态分布的普遍性还在于:对于包含某一来源随机误差的测量列,不管此随机误差是否为正态分布,只要该测量列所含测量次数足够多,那么其算术平均值必然近似服从正态分布。

2. 算术平均值

根据随机误差的正态分布,比真值更大的测量值和比真值更小的测量值出现的概率是接近相等的,因此随机误差具有很好的抵偿性。如不考虑系统误差,由多次测量结果而得到的算术平均值,就应该比各次测量结果更可能接近于被测量的真值。设 n 次测量值 $x_1, x_2, \cdots, x_n$ 的误差分别为 $\varepsilon_1, \varepsilon_2, \cdots, \varepsilon_n$,真值为 x_0,则

$$(x_1 - x_0) + (x_2 - x_0) + \cdots + (x_n - x_0) = \varepsilon_1 + \varepsilon_2 + \cdots + \varepsilon_n$$

将上式展开整理后,等号两边除以 n,可得

$$\frac{1}{n}(x_1 + x_2 + \cdots + x_n) - x_0 = \frac{1}{n}(\varepsilon_1 + \varepsilon_2 + \cdots + \varepsilon_n)$$

这是算术平均值的误差,等于各测量值误差的平均值。由于随机误差有正有负,且正负出现概率相同,相加时可相互抵消,所以 n 越大,算术平均值越接近真值。因此,可以用算术平均值

$$\bar{x} = \frac{1}{n}(x_1 + x_2 + \cdots + x_n) = \frac{1}{n}\sum_{i=1}^{n} x_i \tag{1-2-2}$$

作为被测量真值 x_0 的最佳估计。

在实践中,特别是在教学实验中,只能对同一被测量进行次数不多的重复测量,因此,算术平均值本身的误差可能也并不小,需要对它进行合理的估计,这属于 A 类不确定度分量的评估。

3. 标准偏差

测量列中具有随机误差的测量值是分散的,需要寻求一种方法来量化其分散程度。现考查表 1-2-1 所示的两组数值。

表 1-2-1 两组数值

| A | 1.2 | 1.7 | 1.9 | 1.8 | 2.7 | 2.1 | 1.9 |
| B | 1.2 | 1.7 | 1.7 | 2.7 | 1.8 | 1.6 | 2.6 |

两组数都在 1.2~2.7 之间,平均值都是 1.9,但除最大值和最小值外,A 组数比较向中间集中,B 组数则较分散,因此单纯用这一组数据的数值范围是无法准确表征其分散程度的。数学上普遍采用一组数的标准偏差 $s(x)$ 来表征其分散性,其定义为

$$s(x) = \sqrt{\frac{1}{n-1}\sum_{i=1}^{n}(x_i - \bar{x})^2} \tag{1-2-3}$$

式中,x_i 为各测量值 $(i = 1, 2, \cdots, n)$;$\bar{x}$ 为其算术平均值;n 为测量次数。

标准偏差是测量结果分散程度的量度。标准偏差比较小表明这组测量值大多数集中在平均值附近,相应的随机误差分布范围窄;标准偏差比较大表明有较多测量值距平均值较远,相应的随机误差也较分散。用手工或计算器可算得表 1-2-1 所示两组数据的标准偏差分别为 $s_A = 0.45, s_B = 0.55$,显示了它们在分散程度上确实存在差异。可以证明,如误差符合正态分布,那么在 n 足够大时,$s(x)$ 正好趋近于该正态分布的标准差 σ。因此,标准偏差的统计意义

为:测量列中任意一次测量结果位于$(\bar{x}-s(x),\bar{x}+s(x))$区间内的概率为68%。此外,数学上还可以证明,在不考虑系统误差的情况下,一组多次测量结果的标准偏差可用于评定其算术平均值的不确定度,详情参见1.3节A类不确定度分量的计算。

1.3 测量不确定度与测量结果的表达

前面说过,测量的目的是获得被测量"真值"的最佳估计,并量化此最佳估计的不确定性。根据国际计量学词汇表(VIM)的定义,真值是与被测量定义一致的量值。这个定义包含了被测量的物理意义以及对测量条件(例如温度和湿度)的规定。由于认识的局限性,人们对这种定义所应包含限制条件的认识是有限的。例如:某物体的长度可能受电磁场的影响,但人们也许尚未认识到这一点,因此在规定该物体长度的测量条件时就可能未包含对电磁场的要求。该物体所在电磁环境的不同,将造成测量结果的差异,但这些测量结果都符合被测量的定义。再如:某教室的"室温"这一概念的定义一般仅指定具体的某间教室,而教室的任何角落所测温度都符合这个定义,但显然通常条件下,教室内不同位置的温度是有差异的。因此,与被测量定义一致的量值,即"真值",本身可能就有一个范围。换言之,"真值"本身就可能有一定的不确定度,此不确定度称为定义性不确定度。此外,人们对实验条件的控制不可能十全十美。在实际测量中,由于实验方法和测量器具的局限性、测量环境控制得不完善、实验者在操作和读数时不够准确等原因,都会给测量结果造成不确定性。在报告测量结果时,除了应给出"真值"的最佳估计值和它的不确定度,还应给出该不确定度对应的置信水平,即"真值"被包含在最佳估计值±不确定度的区间内的概率。

一、测量不确定度的概念

根据VIM的定义,不确定度是"根据所给信息,表征被测量(Measurand)的量值分散程度的一个非负参数"。对于"所给信息",应理解为所有的实验条件,包含所用实验仪器的规格和规范、测量环境、测量原理、方法和程序(包括测量次数)、操作者的素质(包括所受过的训练)等,这些条件都将直接或间接地导致被测量量值的分散,或偏离"真值"。不确定度也反映了可能存在的测量误差分布的范围,即随机误差和未定系统误差的联合分布范围。测量值不等于"真值",但"真值"应该在测量值附近的一个范围内,用测量不确定度表示的这个范围就可以作为评定测量质量的指标。在测量不确定度的评定中,常以最佳估计值(对多次测量通常取算术平均值)的标准偏差乘以一个依赖于测量次数的因子表示其大小,这时称其为标准不确定度u。测量结果则表示为

$$X = x \pm u \quad (P \approx 0.68)$$

式中,X为待测物理量;x为该物理量的最佳测量值,或称最佳估计值,它既可以是单次的直接测量值,也可以是相同条件下多次直接测量值的算术平均值,还可以是经过公式计算所得的间接测量值;"$P \approx 0.68$"表示被测量真值位于$(x-u, x+u)$范围之中的概率(置信水平)约等于68%。

不确定度和误差是两个不同的概念。误差是指测量值与真值之差。由于真值一般是未知的,因此,误差也是未知的,它可以是正,也可以是负,还可能接近于零;不确定度则是表示

误差可能存在的范围,是不为零的正值,它的大小可以按一定方法估算出来,而且与一定的置信水平联系在一起。

误差的来源不同,对测量值的影响也有差异,更重要的是,其表现的特征也往往不同,因此评定不确定度的方法也不同。总的来说,可将不确定度的评估方法分为统计学方法和非统计学方法,前者称为 A 类评定,后者称为 B 类评定。由于这两类方法评定的不确定度来源不同,最后可用方和根法对两者的结果进行合成,合成结果称为合成不确定度(也称联合不确定度)。

二、不确定度的估算方法

1. A 类不确定度分量

用 A 类评定方法获得的不确定度考虑的是重复测量时随机因素对测量结果的影响,它处理的是多次测量的情况,可称为 A 类不确定度分量,简称 A 类不确定度。对单次测量而言,A 类不确定度 $u_A(x)=0$。多次测量中随机因素产生的误差服从一定的统计规律。数学上可以证明,A 类评定方法给出的不确定度 $u_A(x)$(即 A 类不确定度)可以用多次测量结果的算术平均值的标准偏差 $s(\bar{x})$(简称标准误)表示,此标准误与测量列本身的标准偏差 $s(x)$ 仅相差一个依赖于测量次数的因子,即

$$u_A(x) = \frac{t}{\sqrt{n}}s(x) = t \cdot \sqrt{\frac{1}{n(n-1)}\sum_{i=1}^{n}(x_i - \bar{x})^2} = t \cdot s(\bar{x}) \qquad (1-3-1)$$

式中,n 为测量次数;t 称为 t 因子,它的引入是由于有限次测量算术平均值的分布与正态分布之间存在偏差,其取值与测量次数和置信水平有关。表 1-3-1 给出了置信水平为 68% 时不同测量次数 n 对应的 t 因子数值。

表 1-3-1　置信水平为 68% 时不同测量次数 n 对应的 t 因子数值

n	2	3	4	5	6	8	10	20	50	100	∞
t	1.84	1.32	1.20	1.14	1.11	1.08	1.06	1.03	1.01	1.005	1.000

从表 1-3-1 中可见,当测量次数 $n \geq 10$ 时,$t \approx 1$。

2. B 类不确定度分量

当某一来源的误差仅使测量值增大或减小时,如仪器校准后的残余误差,以及稳定但未知的实验环境条件的影响所导致的误差,其影响无法通过重复测量降低。这种误差导致的不确定度不能用统计方法评定,而必须依赖于其他信息。这类评定方法称为不确定度的 B 类评定。

B 类评定方法得到的不确定度称为 B 类不确定度分量,简称 B 类不确定度,表示为 $u_B(x)$。如单纯考虑源自仪器的误差,其大小可依据仪器的极限误差 Δ(或称最大允许误差,即置信水平为 100% 时所对应的仪器误差限)和误差分布来确定。极限误差 Δ 的确定可以依据计量仪器的认证书或生产标准和规范,或依据仪器的准确度等级;如没有这些信息,则一般可取仪器分度值的一半或根据经验来确定。仪器的误差分布可能会在仪器说明书或鉴定书中给出,但如没有这方面的信息,则须根据经验来判断。对于本课程所采用的测量仪器,可将

此类误差保守地视为均匀分布,因此对应的 B 类不确定度为(基于平均分布的标准偏差)

$$u_B(x) = \frac{\Delta}{\sqrt{3}} \tag{1-3-2}$$

3. 合成不确定度

在找到测量的所有不确定度来源后,分别进行不确定度的评定。设 A 类不确定度为 $u_A(x)$,B 类不确定度由于来源不同分为 $u_{B1}(x), u_{B2}(x), \cdots$。最后,测量结果的总不确定度可采用方和根法从这些不确定度合成得到

$$u(x) = \sqrt{u_A^2(x) + u_{B1}^2(x) + u_{B2}^2(x) + \cdots} \tag{1-3-3}$$

$u(x)$ 称为 x 的合成标准不确定度,简称为 x 的标准不确定度。

三、测量结果的不确定度与表示

在报道测量结果时,除给出被测量的最佳估计值外,还应给出对其可靠程度的评定(不确定度)以及不确定度对应的置信水平。标准不确定度对应的置信水平为 68%,可写为 $P = 0.68$。此外,被测量的单位也须在结果的表示中写出。下面分别讨论直接测量和间接测量结果不确定度的计算方法以及测量结果的最终表示。

1. 直接测量结果的不确定度

对仪器进行校准并/或对测量值进行校正之后,相同条件下多次测量的最终结果可用这些测量值的算术平均值作为真值的最佳估计。该算术平均值的不确定度采用方和根法计算的合成不确定度 u。如果只进行了单次测量,那么只需要进行不确定度的 B 类评定。注意:单次测量的合理性往往在于,如果在相同条件下进行数次测量,A 类不确定度要远小于 B 类不确定度,即可以预期随机误差会相对较小。

2. 间接测量结果的不确定度

间接测量的被测量与某些直接测量量存在已知的函数关系,可认为其"真值"的最佳估计值也与这些直接测量量"真值"的最佳估计值有相同的函数关系,而其不确定度则是由直接测量量的不确定度传递而来。

(1)函数关系属于加减法运算的情形

设直接测量量为 x_1、x_2、x_3,它们可以是单次测量值,也可以是多次测量值。设间接测量量 y 由下面的公式算得

$$y = x_1 + 3x_2 - 4x_3 \tag{1-3-4}$$

那么 y 的最佳估计值为

$$\bar{y} = \bar{x}_1 + 3\bar{x}_2 - 4\bar{x}_3 \tag{1-3-5}$$

$\bar{y}$ 的不确定度为

$$u(y) = \sqrt{u(x_1)^2 + [3u(x_2)]^2 + [4u(x_3)]^2} \tag{1-3-6}$$

不难看出,各直接测量量的不确定度对最终不确定度的贡献是平等的,与函数关系中的加法或减法无关,而且,如有更多参与加减法的直接测量量,那么只需在式(1-3-6)的根式里加入相应的不确定度的平方即可。

(2) 函数关系属于乘除法运算的情形

仍然设直接测量量为 x_1、x_2、x_3，间接测量量 y 由下面的公式算得

$$y = \frac{x_1 \cdot x_2^2}{x_3} \qquad (1\text{-}3\text{-}7)$$

那么 y 的最佳估计值为

$$\bar{y} = \frac{\bar{x}_1 \cdot \bar{x}_2^2}{\bar{x}_3} \qquad (1\text{-}3\text{-}8)$$

注意：此结果一般不是 y 的算术平均值，但在统计上是 y 的最大似然估计，所以仍然沿用符号 $\bar{y}$。$\bar{y}$ 的不确定度为

$$u(y) = |\bar{y}| \sqrt{\left[\frac{u(x_1)}{\bar{x}_1}\right]^2 + \left[\frac{2u(x_2)}{\bar{x}_2}\right]^2 + \left[\frac{u(x_3)}{\bar{x}_3}\right]^2} \qquad (1\text{-}3\text{-}9)$$

式(1-3-9)中的根式代表 $\bar{y}$ 的相对不确定度。对于乘除法传递的不确定度，可总结出如下规律：每个参与运算的因子都以相对不确定度的形式加入到 $\bar{y}$ 的相对不确定度的计算中，因此对于数值很小的直接测量量，其相应的不确定度也要求很小；如果某因子的幂次不为 1，那么其相对不确定度要乘以该幂次。

(3) 一般函数关系的情形

对于更一般的情形，设 $y = f(x_1, x_2, x_3, \cdots)$，那么 y 的不确定度由下式给出

$$u(y) = \sqrt{\left[\frac{\partial f}{\partial x_1}u(x_1)\right]^2 + \left[\frac{\partial f}{\partial x_2}u(x_2)\right]^2 + \left[\frac{\partial f}{\partial x_3}u(x_3)\right]^2 + \cdots} \qquad (1\text{-}3\text{-}10)$$

式中，$u(y), u(x_1), u(x_2), u(x_3), \cdots$ 分别为间接测量量 y 以及直接测量量 $x_1, x_2, x_3, \cdots$ 的合成不确定度。式(1-3-6)和式(1-3-9)可以由式(1-3-10)导出。

3. 测量结果的表示

最终测量结果除了应给出测量值的最佳估计外，还应给出该最佳估计的不确定度以及对应的置信水平。因此，最终测量结果可表达为

$$x = \bar{x} \pm u(x) \quad (P = 68\%)$$

式中，$\bar{x}$ 为测量值的最佳估计，可以是单次测量值，也可以是多次测量的算术平均值，还可以是间接测量值；$u(x)$ 为 $\bar{x}$ 的标准不确定度；$P = 68\%$ 表示与标准不确定度对应的置信水平。

由于不确定度是关于测量值最佳估计的不确定性的一个量化，其本身没必要特别精确，即使是严格的科学测量，在结果表达时也最多只需取两位数字。除首数字为 1、2 或 3 的不确定度值一般取两位数字（如 0.18, 2.4, 3.5 等）之外，其他不确定度值一般均取一位数字，如 4 或 0.8 等。此外，$\bar{x}$ 和 $u(x)$ 的小数位数应该对齐，如 $x = 52.31 \pm 0.5$ 或 $x = 52.3 \pm 0.13$ 这样的结果表达是不规范的。

在很多时候，为了以较高的置信水平表达测量结果，也可人为地在标准不确定度前面乘以一个因子 k，此因子一般称为包含因子，$k \cdot u(x)$ 则称为扩展不确定度。如果总误差符合正态分布，那么置信水平为 95% 时，$k = 2$，即

$$x = \bar{x} \pm 2u(x) \quad (P = 95\%)$$

需要指出的是，用扩展不确定度表达结果只是通过增加"真值"可能存在的范围来提高置信水平，以便于与其他测量结果进行比较，但测量的质量并没有因此而提高。

1.4 有效数字和近似计算

任何测量仪器总存在一个有限大小的最小刻度,人们无法准确地读到比这个刻度更精确的位数,这也是任何测量存在误差的一个原因。因此,一个测量结果应该合理地反映其测量仪器的精确程度。例如,用最小刻度为毫米的普通卷尺以零刻度为起始点测量某物体的长度时,如果把测量结果写成如 22.78 mm 这样精确到 0.01 mm 的数就不合适,因为最后这个数字 8 是很可疑的,用肉眼无法估计到这一位。但如果写成 23 mm 也不太合适,因为一般物体的末端不会严格对齐某刻度线,就算严格对齐了,23 mm 也不足以反映对齐这一信息,无法区分"严格对齐到某刻度"、"比刻度线稍微多一点"或"比刻度线稍微少一点"这三种情况。因此,较合理的读数应该是 22.8 mm,其中数字 8 是由于物体末端在 22 mm 与 23 mm 两个刻度之间并接近后者而估计出来的。对于这样的读数,读数中的数字均有实在的意义,称为有效数字。有效数字的定义如下:一个测量值中第一个可疑的数字(即包含误差的数字)为该测量值的最后一个有效数字。因此,22.8 有三个有效数字。一个测量值的有效数字个数可反映其精度,因为只有最后一个数字可疑,所以有效数字个数越多,精度越高。

在考虑一个测量值的有效数字时,0 可能会有多重理解。例如,0.070 m,前两个 0 实际上就不是有效数字,因为假定换成厘米单位,那么这个测量值和 7.0 cm 是完全一样的。因此,0.070 m 只有两个有效数字。另外,如果用微米单位来表达这个测量值,就是 70 000 μm,其中的 0 就容易混淆该测量值的精度,如果认为它们都是有效数字,那就说明测量能精确到微米,这显然是不对的。一个测量值的有效数字个数不能因采用单位的不同而不同。为了避免 0 的多义性,我们可引入科学记数法,它是指将一个数写成以一个 1~10 之间的数乘以 10 的 n 次幂。例如,把上面这个测量值写成 7.0×10^4 μm。很小的数用科学记数法来记录也很方便。例如,将 0.000 052 写成 5.2×10^{-5}。这种书写方法能避免使用仅表明小数点位置的零。

本章所指近似计算即通过有效数字的正确保留来近似反映计算结果的不确定度,不做不确定度的定量计算。

由于仅是最后一个有效数字可疑,因此有效数字的个数本身就以一种半定量的方式表明了数据的相对不确定度。在数学计算中,如果能遵循一定的规则,那么这种不确定度还能有效地传递给计算结果。为了正确运用有效数字概念,在读数和计算时都应遵循这些规则。

1. 从仪器上读数的规则

每件测量仪器所能准确鉴别的最小量称为仪器的最小分度值。例如,普通米尺和卷尺的最小分度值为 1 mm;换言之,毫米是可以准确读到的最小量,在毫米以下的数值只能估计出来。对于直接从仪器上读到的数值,其有效数字的最后一位数应该是在仪器最小分度的基础上估计出来的。如果仪器刻度可辨性较好,一般估读到最小分度的 1/10,如用米尺测量时读到 0.1 mm;如果仪器刻度很密或可辨性较差,也可估读到最小分度的 1/5 或 1/2。

2. 计算结果有效数字的保留规则

计算结果有效数字的个数,原则上应该由计算后所得结果的不确定度决定。也可根据不确定度传递的规律,制定合理的运算规则,从而近似地定出运算结果的有效数字,使之基本符合前述有效数字的定义,即只有最后一个有效数字为可疑数字。

(1)乘除法运算结果有效数字的确定

乘除法运算结果的精度完全体现在有效数字的个数上,由于运算结果不可能比参与运算的原始数据更精确,为了保持有效数字的意义,乘除法运算中有效数字的保留规则为:运算结果有效数字的个数应该与参与运算的数值中有效数字最少的那个数的有效数字个数一样。多余的数字在运算后按"四舍六入五凑偶"法去掉,此过程称为修约。注意:由于熟知的"四舍五入"的对象是 1~9,共 9 个数字,因此"入"的可能性(5,6,7,8,9)总是大于"舍"的可能性(1,2,3,4),这不合理。目前常用的修约规则为:对需保留的数字末位之后的部分,如果小于 5 则舍(如 12.348 保留三个有效数字为 12.3),大于 5 则入,等于 5 则把末位凑为偶数(如 21.5 取整为 22),末位是偶数则舍去(如 36.5 取整为 36),此修约法称为"四舍六入五凑偶"。这既能保持"入"和"舍"的机会均等,还能因为末位为偶数方便被 2 整除。

例 1:$2.437 \times 5.6 = 14$。

例 2:$77\,343 \div 325 = 238$。

由以上两例可见,4 个有效数字的数与 2 个有效数字的数相乘,其乘积应有 2 个有效数字;而 5 个有效数字的数与 3 个有效数字的数相除得到的是 3 个有效数字的数。

此外,由于 8 或 9 比较接近 10,当某个数的首数字为 8 或 9 时,其有效数字通常可多计一个。例如,$1.26 \times 7.567 = 9.5$,或 $9.5 \times 2.013 = 19.1$。此处 9.5 可认为含 3 个有效数字。但是,很多情况下这个规则也不适用。例如,$4.8 \times 2.00 = 9.6$,如果 9.6 中因首位是 9 而多计一个有效数字,则须修约成 10 才算有 2 个有效数字,而这与 4.9×2.00 或 5.0×2.00 的结果将没有区别,因此不可取。再如,$8.59 \times 0.913\,2$,如果 8.59 算成 4 个有效数字,结果应保留为 7.844,但保留为 7.84 更合适,因为作为首数字的 8 和 7 差异不大;但如果 8.59 乘以 1.336 4,则宜应用这一规则让结果保留 4 个有效数字,即 11.48。总之,在应用这个规则时须灵活掌握。通过有效数字的保留规则来保持近似计算结果的精度时,其隐含的相对不确定度不可避免地会有增有减,重要的是不能让这种隐含的相对不确定度发生太大的变化。

(2)加减法运算结果有效数字的确定

对加减法运算,保留有效数字的规则为:运算结果的小数位应该与参与运算中小数位数最少的那个数的小数位对齐,超出的数字可以在运算后按"四舍六入五凑偶"去掉,因为小数位数最少的那个数的最后一位小数已经是可疑的,根据有效数字的保留规则,不需要在其后再保留数字。

例 3:$22.5 + 2.43 = 24.9$。

例 4:$92.34 + 3.265 - 0.051\,8 = 95.55$。

在应用这一规则时,需要注意的一个例外是,如果有很多数相加减,那么这一规则可能要变。例如:下面对同一个对象的 10 个等精度测量结果相加。

$3.522 + 3.523 + 3.519 + 3.524 + 3.515 + 3.530 + 3.521 + 3.526 + 3.523 + 3.524$

如果简单套用前面的规则,那么其结果为 35.227,而据此计算的平均值就是 3.522 7。但是,由于这 10 个数的最后一位,即第 3 位小数均可疑,累加之后第 2 位小数也变得可疑,因此结果应取为 35.23,而这 10 个数的平均值则取为 3.523。虽然取平均之后结果应该更精确、更可靠,但严格来讲,取平均只能减小前面提到的 A 类不确定度。对存在于所有 10 个结果中的

B 类不确定度，仍以同样的大小存在于平均值中。因此，在计算平均值时，结果的小数位数和原始数据的小数位数要一致。但是，当需要定量分析不确定度时，算术平均值或最佳估计值在计算过程中的位数可比有效数字规则要求的多取，但最后表达时小数位数则需要根据其不确定度的小数位数对齐，而不确定度本身则取 1 个或 2 个数字。

（3）其他运算规则

在 $n < 4$ 时，乘方 x^n、开方 $\sqrt[n]{x}$ 的有效数字个数与测量值 x 的有效数字个数相同，而三角函数 $\sin x$ 和 $\tan x$ 等结果的有效数字个数也一般应与测量值 x 的有效数字个数相同；$\lg x$（或 $\ln x$）的小数位数应与 x 的有效数字个数相同。对于数学常数和不属于测量值的整数，它们的有效数字可以看作无穷多，因此在计算时，结果有效数字的保留不参考其有效数字个数。例如：4.34（测量值）× 1/2（分子分母均为整数）= 2.17。数学常数在进入运算前应依据需要保留足够多的有效数字，在乘除运算中一般建议数学常数比测量值中有效数字最少的那个数多取一个有效数字，比如在乘法 $2.366 \times 6.54 \times \pi$ 中，π 建议取 3.142。

以上规则是为了让运算结果（最后一个有效数字所隐含的）的不确定度尽可能接近按 1.3 节方法定量估算所得的不确定度。在实际运算中，这种隐含的不确定度可能会稍微放大或减小，这是不可避免的，这也是有效数字方法属于近似计算方法的原因所在。例如，9.5 ÷ 5，其中 5 是整数，结果既可写成 1.90，也可写成 1.9。前者把 9.5 看成含 3 个有效数字，减小了隐含的相对不确定度（1.90 比 9.5 隐含的相对不确定度更小）；而后者把 9.5 看成 2 个有效数字，放大了隐含的相对不确定度（1.9 比 9.5 隐含的相对不确定度更大）。很多时候有效数字的取舍要根据具体的应用场合而定。就 9.5 ÷ 5 这个例子而言，如果 9.5 是原始数据，则可取 1.90；如果 9.5 是从另一个只含两个有效数字的数计算得来，则可取 1.9。

应注意，在利用计算器进行近似计算时，应根据以上规则来确定结果的有效数字个数，中间结果可比规则多取一位，以减小舍入带来的偏差，但最终结果的有效数字个数应符合上述规定的要求。如果严格根据有效数字的保留规则进行近似计算，则多步骤的计算所得结果仍能从其有效数字的个数看出其应有的精度。

1.5 不确定度分析和近似计算实例

本节通过三个实验数据处理实例详细介绍不确定度分析的过程和测量结果的表达，以及如何应用有效数字的保留规则进行近似计算；最后一个实例给出的七个近似计算可帮助读者深入理解有效数字规则的应用。

一、计算用单摆测量重力加速度 g 的不确定度

设摆长为 L，摆动 n 次的时间为 t，根据单摆周期公式 $T = 2\pi\sqrt{L/g}$，则有

$$g = \frac{4\pi^2 L}{(t/n)^2}$$

记录：用卷尺测摆线长为 1.962 4 m（测 1 次）；用游标卡尺测摆球直径为 1.392 cm（测 1 次）；摆动 20 次时间 t 见表 1-5-1，秒表分辨力为 0.01 s，摆幅小于 3°。

表 1-5-1　摆动 20 次时间

t (s)	56.36	56.33	56.38	56.32	56.29

数据处理：

摆长为摆线长度与摆球半径之和，$L = 1.962\,4 + \dfrac{0.013\,92}{2} = 1.969\,4\,(\text{m})$；$\bar{t} = 56.336\,\text{s}$，$s(t) = 0.035\,\text{s}$，则重力加速度的最佳估计值为

$$g = \frac{4 \times 3.141\,59^2 \times 1.969\,4}{(56.336/20)^2} = 9.799\,0\,(\text{m}\cdot\text{s}^{-2})$$

不确定度计算：

1. L 的标准不确定度 $u(L)$

(1) 来源于钢卷尺的仪器误差，国家计量技术规范 JJG 4—2015 的第 5.3.1.2 小节对于钢卷尺有如下规定：

首次检定的普通钢卷尺尺带标称长度和任意两个非连续刻度之间的示值最大允许误差 Δ 按不同准确度等级由下列公式求出：

$$\text{I 级}: \Delta = \pm(0.1\,\text{mm} + 10^{-4}L)$$

$$\text{II 级}: \Delta = \pm(0.3\,\text{mm} + 2 \times 10^{-4}L)$$

式中，Δ 是示值最大允许误差，单位为 mm；L 是四舍五入后的整数米（被测长度小于 1 m 时为 1）

本实验采用准确度等级为 II 的钢卷尺。由于测量长度 L 约为 2 m，因此 $\Delta = 0.7\,\text{mm}$，$u_B(L) = 0.7/\sqrt{3} = 0.40\,(\text{mm})$。

(2) 来源于钢卷尺的最小分度（与目测估读相关），此误差的极限为 $\Delta = 0.5\,\text{mm}$，满足平均分布，因此 $u_B(L) = 0.5/\sqrt{3} = 0.29\,(\text{mm})$。

(3) 游标卡尺引入的不确定度较小，略去不计。

则 L 的标准不确定度为

$$u(L) = \sqrt{0.40^2 + 0.29^2} = 0.49\,(\text{mm})$$

由于不是最终结果的标准不确定度，因此暂时保留两个数字。当需要表达摆长的测量结果时，依据不确定度的保留原则，摆长 L 的测量结果为

$$L = \bar{L} \pm u(L) = 1.969\,4 \pm 0.000\,5\,(\text{m})$$

2. t 的标准不确定度 $u(t)$

(1) 重复测量 $u_A(t) = t \cdot s(t)/\sqrt{5} = 1.14 \times 0.035/\sqrt{5} = 0.018\,(\text{s})$。

(2) 来源于秒表（参照国家计量技术规范 JJG 237—2010）$\Delta = 0.24\,\text{s}$，

$$u_B(t) = 0.24/\sqrt{3} = 0.14\,(\text{s})$$

则 t 的标准不确定度为

$$u(t) = \sqrt{0.018^2 + 0.14^2} \approx 0.14\,(\text{s})$$

此结果表明，周期测量的 A 类不确定度可忽略，可考虑采取单次测量。由此，摆动时间 t 的测量结果为

$$\bar{t} = 56.34 \pm 0.14\,(\text{s})$$

3. 重力加速度 g 的标准不确定度 $u(g)$

参考乘除法运算的不确定度传递公式(1-3-9)式,可得 g 的标准不确定度 $u(g)$ 为

$$u(g) = \bar{g}\sqrt{\left[\frac{u(L)}{\bar{L}}\right]^2 + \left[\frac{2u(t)}{\bar{t}}\right]^2}$$

$$= 9.7990 \times \sqrt{\left(\frac{0.00049}{1.9694}\right)^2 + \left(\frac{2 \times 0.14}{56.336}\right)^2} = 0.05(\text{m} \cdot \text{s}^{-2})$$

取 $k = 2$(置信概率为 0.95),得扩展不确定度 $U = 2 \times 0.05 = 0.10(\text{m} \cdot \text{s}^{-2})$。将重力加速度最佳估计值的小数位数按其不确定度的小数位数修约(即"四舍六入五凑偶")对齐,最终测量结果表示为

$$g = 9.80 \pm 0.10(\text{m} \cdot \text{s}^{-2}) \quad (P = 0.95)$$

注:由摆的摆角、摆锤的直径、摆线质量及空气浮力等项引入的不确定度较小,略去不计。同学们可以验证一下,如果时间采用单次测量,结果是否会有不同。

二、计算金属圆筒体积测量的不确定度

设圆筒内径为 d_1,外径为 d_2,深度为 h_1,高度为 h_2,则圆筒的体积为 $V = \pi h_2 d_2^2/4 - \pi h_1 d_1^2/4$。用最小分度为 0.02 mm 的游标卡尺分别测量这四个长度 6 次,结果见表 1-5-2。

表 1-5-2 圆筒尺寸测量值

次数	$d_1(\text{cm})$	$d_2(\text{cm})$	$h_1(\text{cm})$	$h_2(\text{cm})$
1	2.526	3.198	4.368	4.992
2	2.528	3.194	4.374	4.996
3	2.526	3.194	4.368	4.994
4	2.520	3.192	4.370	5.000
5	2.524	3.198	4.364	4.996
6	2.520	3.192	4.370	4.992

数据处理:

各测量量平均值的计算:

$$\bar{d}_1 = \frac{2.526 + 2.528 + \cdots + 2.520}{6} = \frac{15.144}{6} = 2.5240(\text{cm})$$

$$\bar{d}_2 = \frac{3.198 + 3.194 + \cdots + 3.192}{6} = \frac{19.168}{6} = 3.1947(\text{cm})$$

$$\bar{h}_1 = \frac{4.368 + 4.374 + \cdots + 4.370}{6} = \frac{26.214}{6} = 4.3690(\text{cm})$$

$$\bar{h}_2 = \frac{4.992 + 4.996 + \cdots + 4.992}{6} = \frac{29.970}{6} = 4.9950(\text{cm})$$

计算圆筒体积的最佳估计值:

$$\bar{V} = \frac{\pi}{4}\bar{h}_2\bar{d}_2^2 - \frac{\pi}{4}\bar{h}_1\bar{d}_1^2 = \frac{3.1416}{4} \times 4.9950 \times 3.1947^2 - \frac{3.1416}{4} \times 4.3690 \times 2.5240^2$$

$$= 40.038 - 21.860 = 18.178(\text{cm}^3)$$

各测量量的标准偏差用 Excel 或计算器计算：d_1 的标准偏差 $s(d_1) = 0.0033$ cm；d_2 的标准偏差 $s(d_2) = 0.0027$ cm；h_1 的标准偏差 $s(h_1) = 0.0033$ cm；h_2 的标准偏差 $s(h_2) = 0.0030$ cm。

$n=6$ 时 68% 置信水平对应 t 因子为 1.11，所以各测量量的 A 类不确定度为

$$u_A(d_1) = 1.11 \times \frac{0.0033}{\sqrt{6}} = 0.0015 \text{(cm)}$$

$$u_A(d_2) = 1.11 \times \frac{0.0027}{\sqrt{6}} = 0.0012 \text{(cm)}$$

$$u_A(h_1) = 1.11 \times \frac{0.0033}{\sqrt{6}} = 0.0015 \text{(cm)}$$

$$u_A(h_2) = 1.11 \times \frac{0.0030}{\sqrt{6}} = 0.0014 \text{(cm)}$$

本例中游标卡尺的仪器误差信息未知，下面只考虑其最小分度相关的系统误差，可取最小分度值为其最大允许误差 Δ，该误差符合均匀分布，则四个测量值的 B 类不确定度均为

$$u_B = \frac{\Delta}{\sqrt{3}} = \frac{0.002}{\sqrt{3}} = 0.0012 \text{(cm)}$$

所以各测量量的标准不确定度分别为

$$u(d_1) = \sqrt{u_A(d_1)^2 + u_B^2} = \sqrt{0.0015^2 + 0.0012^2} = 0.0019 \text{(cm)}$$

$$u(d_2) = \sqrt{u_A(d_2)^2 + u_B^2} = \sqrt{0.0012^2 + 0.0012^2} = 0.0017 \text{(cm)}$$

$$u(h_1) = \sqrt{u_A(h_1)^2 + u_B^2} = \sqrt{0.0015^2 + 0.0012^2} = 0.0019 \text{(cm)}$$

$$u(h_2) = \sqrt{u_A(h_2)^2 + u_B^2} = \sqrt{0.0014^2 + 0.0012^2} = 0.0018 \text{(cm)}$$

因此，四个直接测量量的结果为

$$d_1 = \overline{d_1} \pm u(d_1) = 2.524 \pm 0.002 \text{(cm)}$$

$$d_2 = \overline{d_2} \pm u(d_2) = 3.195 \pm 0.002 \text{(cm)}$$

$$h_1 = \overline{h_1} \pm u(h_1) = 4.369 \pm 0.002 \text{(cm)}$$

$$h_2 = \overline{h_2} \pm u(h_2) = 4.995 \pm 0.002 \text{(cm)}$$

圆筒体积等于实心圆柱与空心部分的体积之差，即 $V = V_2 - V_1$，其中 $V_1 = \frac{\pi}{4} h_1 d_1^2$，$V_2 = \frac{\pi}{4} h_2 d_2^2$。$V_1$ 的相对不确定度和不确定度分别为

$$\frac{u(V_1)}{\overline{V_1}} = \sqrt{\left[\frac{u(h_1)}{\overline{h_1}}\right]^2 + \left[\frac{2u(d_1)}{\overline{d_1}}\right]^2} = \sqrt{\left(\frac{0.0019}{4.3690}\right)^2 + \left(\frac{2 \times 0.0019}{2.5238}\right)^2} = 0.0016$$

$$u(V_1) = \overline{V_1} \times \frac{u(V_1)}{\overline{V_1}} = 21.860 \times 0.0016 = 0.035 \text{(cm}^3\text{)}$$

V_2 的相对不确定度和不确定度分别为

$$\frac{u(V_2)}{\overline{V_2}} = \sqrt{\left[\frac{u(h_2)}{\overline{h_2}}\right]^2 + \left[\frac{2u(d_2)}{\overline{d_2}}\right]^2} = \sqrt{\left(\frac{0.0018}{4.9950}\right)^2 + \left(\frac{2 \times 0.0017}{3.1947}\right)^2} = 0.0011$$

$$u(V_2) = \overline{V_2} \times \frac{u(V_2)}{V_2} = 40.038 \times 0.0011 = 0.044 \text{ (cm}^3\text{)}$$

圆筒体积 $V = V_2 - V_1$ 的不确定度由两部分体积的不确定度传递而来：

$$u(V) = \sqrt{[u(V_2)]^2 + [u(V_1)]^2} = \sqrt{0.044^2 + 0.035^2} = 0.06 \text{(cm}^3\text{)}$$

由于首数字为6，故 $u(V)$ 只需保留一个有效数字。注意上式成立的条件是 V_1 与 V_2 没有相关性。由于它们是由不同变量计算而来，此条件是满足的。将圆筒体积最佳估计值的小数位数按其不确定度对齐（即进行修约），最终测量结果为

$$V = \overline{V} \pm u(V) = 18.18 \pm 0.06 \text{(cm}^3\text{)} \quad (P = 0.68)$$

三、利用有效数字规则近似计算酒精的黏度

在本书的黏度测量实验中，通过比较法测量水和酒精在毛细管中的下降时间来测量酒精的黏度。比较法测酒精黏度的计算公式为

$$\eta' = \frac{\rho' \cdot \Delta t'}{\rho \cdot \Delta t} \cdot \eta \quad (1-5-1)$$

式中，η 和 η' 分别为水和酒精的黏度；ρ 和 ρ' 分别为水和酒精的密度；Δt 和 $\Delta t'$ 分别为同样体积的水和酒精在毛细管中的下降时间。

假设实验测得 $\Delta t = (31.2 \pm 0.4)$ s，$\Delta t' = (45.9 \pm 0.5)$ s，室温为 20.0 ℃，此时水的黏度为 $\eta = 1.0050$ mPa·s，密度为 $\rho = 998.21$ kg·m^{-3}，酒精的密度为 789.34 kg·m^{-3}。将这些测量数据带入式(1-5-1)可得

$$\eta' = \frac{\rho' \cdot \overline{\Delta t'}}{\rho \cdot \overline{\Delta t}} \cdot \eta = \frac{789.34 \times 45.9}{998.21 \times 31.2} \times 1.0050 = 1.17 \text{(mPa·s)}$$

此式中下降时间的测量值有效数字最少，所以只有3个，所以最后结果的有效数字也为3个。可以看出，下降时间的测量对最终结果的准确度很重要。实际上，该实验采用的计时仪器是最小分度为 0.01 s 的秒表，但人的反应时间通常超过 0.2 s，而且不稳定，为了降低人反应时间造成的误差，需要进行多次测量，这样可提高下降时间测量的准确度。不过，此实验还受其他因素的影响，如环境温度、仪器的清洗和摆放以及样品的纯度等，这些因素给测量结果带来的不确定度往往比单纯的时间测量更大。在已知酒精黏度的约定"真值"的情况下，利用有效数字规则来进行近似计算能很快获知酒精黏度的测量值；与真值进行比较后，就能很快判断出这些因素是否得到了良好的控制。

四、四则运算中有效数字保留规则的应用实例

根据计算结果有效数字的保留规则，可确定下面计算结果的有效数字个数。这里假定所有参与运算的数都来源于测量。

(1) 12.34 + 2.3 = 14.6
(2) 3.265 − 0.0518 + 2.33 = 5.54
(3) 58.36 ÷ 29 = 2.0
(4) 3.626 × 0.03 × 0.58 = 0.06

(5) $95.4 \times 10.800 = 1.030 \times 10^3$

(6) $3.080 \times 3.0 \div 10.3 = 0.9$ 或 0.90

(7) $\dfrac{27.99 - 28.061}{3.52} = -0.02$ 或 -0.020

1.6 常用的实验数据处理方法

在很多实验中,除了需要测量某些物理量并确定它们的不确定度之外,通常还需要找出不同物理量之间的关系。因此,需要对实验数据进行整理或进一步的计算和分析。还有些实验中,需要用到参考数据计算最终测量结果,或将测量结果与参考数据进行对比。但是,参考数据表往往无法直接给出可参考或对比的数据,这就需要对数据表的数据进行处理,获得想要的参考数据。下面介绍常用的数据处理方法。

一、列表法

在记录和处理数据时,常将所得数据列成表,以方便观察数据间的关系和规律,从而找到有关物理量之间的对应关系,同时还便于随时检查结果是否合理,及时发现问题,减少和避免错误;此外,列表还有助于将数据输入到计算器或计算机中进行处理和分析。

列表的要求:

(1) 每个数据表应有名称,列表要简单明了,便于看出有关测量量之间的关系,便于处理数据。例如,同一类数据应采用相同的记数法和物理单位。

(2) 所有列表均应在最上一行或左侧第一列列出物理量的名称、符号和物理单位。如采用科学记数法,那么单位及量值的数量级应写在该符号的标题栏中,不能重复记在各个数值上。

(3) 列表的形式不限,根据具体情况,决定列出哪些测量数据,有些个别的或与其他测量数据联系不大的数据可以不列入表内;除原始数据应列入表中外,计算过程中的一些中间结果和最后结果也可以列入表中,但应清楚地标明这些结果的意义。

(4) 表中所列数据应正确反映测量结果的有效数字。

二、作图法

作图法是数据处理的常用方法之一。与列表法相比,作图法虽然不直观显示数据的精确值,但能更直观地揭示不同数据或物理量之间的关系和规律,还有助于发现异常的数据点。

为了使图线能够清楚地反映出物理现象的变化规律,并能比较准确地确定有关物理量的量值,在作图时必须遵循以下规则:

(1) 如果不用计算机作图,那么必须采用坐标纸。要根据测得值的有效数字和大小来确定坐标纸的大小及轴的比例,尽量使数据中的有效数字都能标出。最小坐标值不必都从零开始,以便作出的图线大体上充满全图,使布局美观合理。注意:在某些实验中,如果所测物理量之间的关系是指数函数或幂函数,那么可能需要用到单对数坐标纸或双对数坐标纸;如果涉及角度分布数据,还可能需要用极坐标纸。实验前应决定采用何种坐标纸,这样作图过程和读数过程可同时进行,有助于发现和避免一些数据记录的错误。

(2)标定坐标轴。对于直角坐标系,要以自变量为横轴,因变量为纵轴。用粗实线在坐标纸上描出坐标轴,标明其所代表的物理量(或符号)及单位,在轴上每隔一定距离(一般是等间距的)标出刻度,并标明该处物理量的数值。如果这些数值很大或很小,可在单位中标出乘积因子,如 10^2 或 10^{-4} 等。

(3)用"+""*""⊙""·"等符号在坐标纸上描出实验的数据点。

(4)绘制实验数据点分布的趋势线。由于实验数据都存在一定的误差,所以趋势线不一定要通过每个实验数据点。趋势线应该按照数据点的走势,用光滑的曲线描出,使数据点在趋势线两侧均匀分布。对于个别偏离趋势线很远的点,要重新进行测量或分析,然后决定是否剔除。如确信两个物理量之间存在线性关系,或所有的数据点都在某一直线附近,那么趋势线为一直线。

(5)作完图后,在图的显著位置标明图名、作者和作图日期,有的还要附上简单的说明,如实验条件等,使读者能一目了然。最后,要将图粘贴在实验报告合适的位置上。

三、线性内插法

在很多实验中,需要用到某些公认的数据,作为实验参数或结果的参考值,如水在特定温度下的密度。这种数据往往以表格的形式给出,这样查阅起来比较方便,但由于表格往往不可能做得太大,从而限制了所给数据的精度。例如,某个实验要求知道在 20.2 ℃ 时水的密度,而表格只给出水在 20.0 ℃ 和 20.5 ℃ 时的密度,这样就无法从该数据表直接获取想要的数据。尽管水的密度对温度并非呈线性依赖关系,但是在很大的范围内密度关于温度的函数是平滑的。在一个足够小的范围内,可假设这种依赖呈线性关系,如图1-6-1所示。对于平滑函数的一小段,可假设函数关系是线性的;为了方便理解,放大了右图函数曲线与直线的差异。对于光滑的函数,小范围内的函数关系与线性关系很接近。如果数据表只给出了 x_1 和 x_3 处的函数值 y_1 和 y_3,要计算出在 x_2 处的函数值 $y(x_2)$,可考虑用线性关系导出的数值 y_2 来替代。y_2 可从如下公式计算得出:

$$y_2 = y_1 + \frac{y_3 - y_1}{x_3 - x_1}(x_2 - x_1) \tag{1-6-1}$$

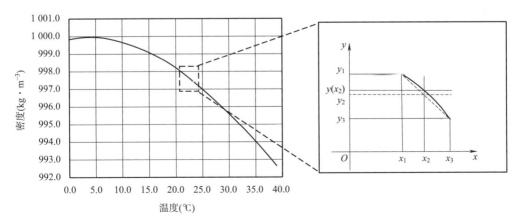

图 1-6-1　内插法示意图

这种利用光滑函数小范围内的近似线性关系来求取函数值的方法就称为线性内插法。式(1-6-1)具有广泛的适用性，x 和 y 可以是具有函数关系的任何物理变量，该函数关系可以是递增的，也可以是递减的，只要函数在取值范围内单调、光滑、无间断、无跃变，而且范围足够小即可。

四、最小二乘法（线性回归）

在物理实验中，很多时候两个物理量或被测量之间存在线性关系，或者经过一定的变换后存在线性关系，但实验误差的存在使得这种线性关系的量化变得困难。数理统计中的线性回归法，也称最小二乘法，可以克服这些困难，有很广的适用性。而且，人们经常将最小二乘法加以推广，用来分析多变量和非线性的函数关系。

下面简要介绍最小二乘法的原理。

设在某一实验中，某个可调的物理量 x 取 $x_1, x_2, \cdots, x_n$ 值时，相应发生变化的物理量 y 依次取 $y_1, y_2, \cdots, y_n$ 值。假定对 x_i 值的观测误差很小，而主要误差都出现在 y_i 的观测上。假设这两个物理量存在线性关系 $y = kx + b$。由于误差的存在，按此公式作出的图线不一定能通过每一个数据点，但是它应该以最接近这些数据点的方式穿过它们。很明显，对应于每一个 x_i 值，测得值 y_i 与函数关系中的 y 值之间存在一个偏差 δy_i，称 δy_i 为测得值 y_i 的偏差，即

$$\delta y_i = y_i - y = y_i - (kx_i + b) \quad (i = 1, 2, 3, \cdots, n)$$

最小二乘法的原理是：如果各测得值 y_i 的误差相互独立且服从同一正态分布，当 y_i 的偏差的平方和为最小时，这些误差对实验测量的影响最小，这时就可得到最精确的函数关系。若以 s 表示 δy_i 的平方和，它应满足

$$s = \sum (\delta y_i)^2 = \sum \left[y_i - (kx_i + b) \right]^2 = \text{极小值} \tag{1-6-2}$$

式中，各 x_i 和 y_i 为测得值，都是已知量，所以解决线性回归（也称直线拟合）的问题就变成了由实验数据组 (x_i, y_i) ($i = 1, 2, 3, \cdots, n$) 来确定 k 和 b 的过程。

当 s 取极小值时，s 对 k 和 b 的偏导数为零，即

$$\frac{\partial s}{\partial k} = -2 \sum [y_i - (kx_i + b)] x_i = 0$$

$$\frac{\partial s}{\partial b} = -2 \sum [y_i - (kx_i + b)] = 0$$

将这两个方程整理可得

$$\sum x_i y_i - k \sum x_i^2 - b \sum x_i = 0 \tag{1-6-3}$$

$$\sum y_i - k \sum x_i - nb = 0 \tag{1-6-4}$$

由式(1-6-3)和式(1-6-4)可解得

$$k = \frac{n \sum (x_i y_i) - \sum x_i \sum y_i}{n \sum x_i^2 - \left(\sum x_i \right)^2} \tag{1-6-5}$$

和

$$b = \frac{\sum x_i^2 \sum y_i - \sum x_i \sum (x_i y_i)}{n \sum x_i^2 - \left(\sum x_i \right)^2} \tag{1-6-6}$$

另外,由式(1-6-4)可得

$$b = \frac{\sum y_i}{n} - k\frac{\sum x_i}{n} \qquad (1\text{-}6\text{-}7)$$

式中,$\frac{\sum y_i}{n}$ 和 $\frac{\sum x_i}{n}$ 分别是数据中 y_i 的平均值 $\bar{y}$ 和 x_i 的平均值 $\bar{x}$,即 式(1-6-7)可写为

$$b = \bar{y} - k\bar{x} \qquad (1\text{-}6\text{-}8)$$

将上式代入方程 $y = kx + b$ 中,得

$$y - \bar{y} = k(x - \bar{x}) \qquad (1\text{-}6\text{-}9)$$

由式(1-6-9)可以看出,最佳直线通过 $(\bar{x}, \bar{y})$ 这一点。因此,严格地说在作图时应将 $(\bar{x}, \bar{y})$ 在坐标纸上标出,如用手工作图应将作图的直尺以点 $(\bar{x}, \bar{y})$ 为轴心来回转动,使各数据点与直尺边线的距离最近而且在两侧均匀分布,然后沿直尺的边线画一条直线,即为所求的直线。

必须指出,实际上只有当 x 和 y 之间存在线性关系时,拟合的直线才有意义,为了检验拟合的直线有无意义,在数学上有一个称为相关系数 r 的量,其定义为

$$r = \frac{\sum (x_i - \bar{x})(y_i - \bar{y})}{\sqrt{\sum (x_i - \bar{x})^2 \cdot \sum (y_i - \bar{y})^2}} \qquad (1\text{-}6\text{-}10)$$

式中,r 为两变量之间的函数关系与线性函数的符合程度。r 也称拟合优度。r 越接近 1 或 -1,x 和 y 的线性关系就越好;如果 r 接近于零,就可以认为 x 和 y 之间不存在线性关系。物理实验中,如果 r 达到 0.999 或 -0.999,说明实验数据的线性关系良好,各数据点聚集在一条直线附近。

与作图法相比,最小二乘法的缺点是不直观。特别是存在离群值或异常数据点时,用作图法可以看得很清楚,而直接采用最小二乘法时这些离群值可能会带来较大的偏差。因此,最好是先作图拟合直线,检查是否有离群值,若有则将其剔除,然后用最小二乘法计算拟合直线的参数 k 和 b。

最后要强调的是,最小二乘法求出的参数 k 和 b 虽然代表了所能得到的"最真实"的 k 和 b,但它们依然存在一定的不确定度。这种不确定度估算比较复杂,对有关理论知识感兴趣的读者可参阅统计学方面的教材。这里只介绍用计算机中的 Excel 软件来计算它们的 A 类不确定度。此外,由于通常用 Excel 或计算器来计算 k 和 b,不能用逐步计算的办法来判断计算结果需要保留几个有效数字。如果不要求计算不确定度,那么 k 的有效数字通常可与 x 变量的范围值($x_{\max} - x_{\min}$)和 y 变量的范围值($y_{\max} - y_{\min}$)中有效数字较少的那个数取齐,除非数据点明显不靠近拟合直线(这时 k 的不确定度较大)。而 b 由于与 y 坐标变量物理属性一致,精度也应该可比,故其小数位数一般取与 y 的数据一致。

在 Excel(2010 版)中,输入 x 和 y 的测量数据,并选择这一组数据;单击"插入"菜单中的"散点图"图标。单击"散点图"的第一个图标(见图 1-6-2),可见图 1-6-3 所示散点图。从散点图中可以判断这些数据是否近似在一条直线上。如果实验中出现错误,比如漏读或错读了一组数据,一般会在散点图中体现出来,比如出现跳跃,或呈现 S 形,这时需要仔细分析实验过程和结果,如有必要须重新测量。如果散点图显示 x 和 y 变量有良好的线性关系,可用鼠标右键单击某数据点,然后用鼠标左键单击快捷菜单中的倒数第二个菜单项"添加趋势线"。

一般趋势线的默认选项是直线。在弹出的"设置趋势线格式"对话框(见图1-6-4)中勾选"显示公式"复选框,关闭该对话框后可显示图1-6-5所示的拟合直线及其方程。方程中显示的斜率和截距是根据最小二乘法计算的。

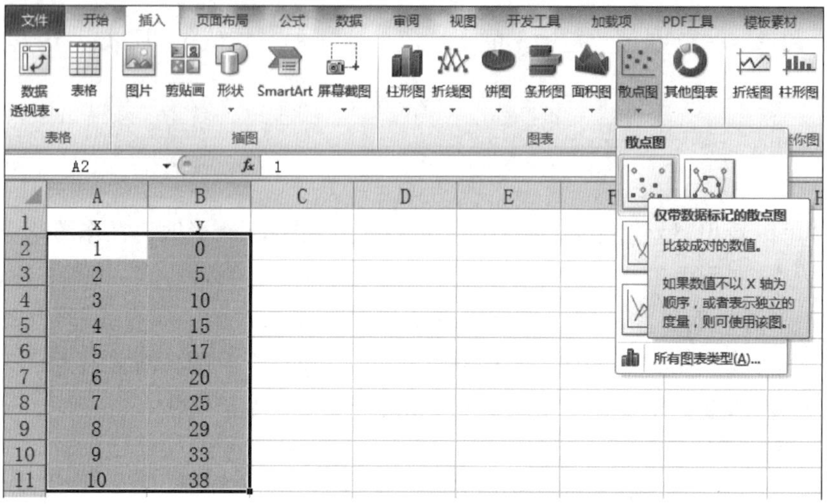

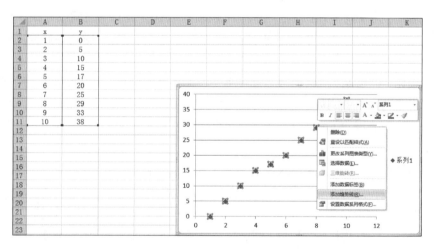

图1-6-2　输入测量数据并绘制散点图

图1-6-3　向散点图添加拟合直线

作为间接测量值,最小二乘法中拟合系数 k 和 b 的 A 类不确定度可用 Excel 的 LINEST 函数算出。其使用方法如下:先在表格空白处选择五行两列,然后在输入函数的空白域(图1-6-6中顶部 f_x 图标的右边)中输入" = LINEST(B2: B11, A2: A11, TRUE, TRUE)",其中"B2: B11, A2: A11"表示数据的范围。然后按【Ctrl + Shift + Enter】组合键,即可在所选的空白处显示相关的结果,其中第一行第一列(图1-6-6中所示4.04)表示斜率 k,第二行第一列(图1-6-6中所示0.11)表示斜率 k 的 A 类不确定度 $u(k)$,第一行第二列(图1-6-6中所示 -3.00)表示截距 b,第二行第二列(图1-6-6中所示0.66)表示截距 b 的 A 类不确定度 $u(b)$,如忽略不确定度的 B 类分量,则这些不确定度也是相应的标准不确定度。

第1章／实验数据的处理

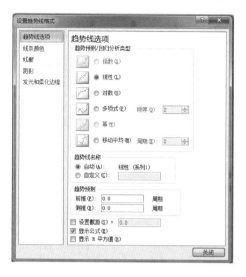

图 1-6-4 "设置趋势线格式"对话框

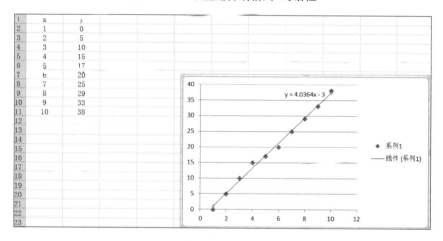

图 1-6-5 拟合直线及其方程

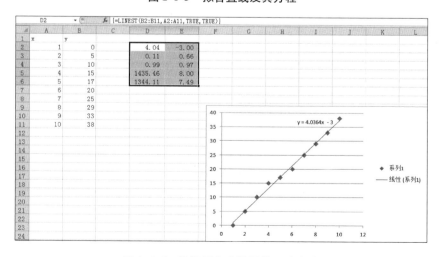

图 1-6-6 计算拟合参数及其不确定度

1.7 实验数据处理练习

1. 下列测量结果表达有哪些不规范之处？如果可能，请更正不规范的表达。

(1) (质量) $m = (5.23 \pm 0.146)$ g，$P = 0.68$。

(2) (体积) $V = (7.69 \times 10^2 \pm 0.32 \times 10^2)$ mm^3，$P = 0.95$。

(3) (某教室温度) $T = (296.5 \pm 0.5)$ ℃。

(4) (某建筑物高度) $h = (5.6368 \pm 0.089)$ m。

2. 测量某容器深度10次，结果分别见表1-7-1。

表1-7-1 容器深度值

测量次数 i	1	2	3	4	5	6	7	8	9	10
L(m)	3.2172	3.2159	3.2177	3.2166	3.2189	3.2180	3.2172	3.2165	3.2185	3.2172

测量的B类不确定度 u_B 为 0.0004 m。试计算其平均值、标准偏差并写出测量结果。

3. 试将下列测量数值的计算结果写成正确的形式(纠正计算结果的有效数字)。

$32.31 \times 0.019 = 0.61389$

$0.9234 \div 0.0835 = 11.0587$

$193 \times 476 = 91868$

$0.886 \times 1.0130 = 0.8975$

$52.74 - 0.2238 + 0.06531 = 52.58151$

$(6.241 - 0.03) \div (0.211 + 0.04) = 24.7450$

4. 表1-7-2给出了21.0 ℃和22.0 ℃时纯水的密度，请用线性内插法计算21.2 ℃、21.5 ℃、21.9 ℃时纯水的密度，并比较计算结果的精度。要求写下每一步代数计算过程。

表1-7-2 纯水的密度

t(℃)	ρ(kg·m^{-3})
21.0	997.9955
22.0	997.7735

5. 一瓶中盛有某未知液体，总质量为 (29.5127 ± 0.0010) g。将液体倒空后，瓶子的质量为 (20.0853 ± 0.0005) g，求未知液体的质量。

6. 计算小钢球体积。螺旋测微器初读数为 0.011 mm (测量一次)，其极限误差为 0.005 mm。设钢球的直径为 d，用螺旋测微器测钢球直径10次，读数的结果见表1-7-3。

表1-7-3 钢球直径

测量次数	1	2	3	4	5	6	7	8	9	10
d(mm)	8.967	8.396	8.828	8.761	8.423	8.701	8.583	8.492	8.572	8.623

7. 在杨氏模量实验中,砝码重力(拉伸钢丝的力)与标尺读数的变化关系见表 1-7-4。

表 1-7-4　砝码重力与标尺读数的变化关系

砝码重力 G(N)	0.000	9.802	19.604	29.406	39.208	49.010	58.812	68.614
标尺读数 Δn(mm)	0.0	2.5	4.9	7.0	9.2	11.2	13.2	15.7

用最小二乘法求出比例 $k = \Delta n/G$ 及其不确定度(忽略 B 类不确定度),并规范地表达 k 的计算结果。如果不计算 k 的不确定度,k 应该取几个有效数字?(提示:用 Excel 的 LINEST 函数计算,不要求写出计算过程)

8. 用作图法表示并确定行星周期 T 与平均轨道半径 R 的关系。表 1-7-5 所示为六大行星的周期与平均轨道半径数据。要写出分析过程。(提示:对于 $y = x^a$ 的函数关系,可以通过对 x 和 y 均取对数,再根据直线拟合来确定 a 的大小)

表 1-7-5　六大行星的周期与平均轨道半径

行星	水星	金星	地球	火星	木星	土星
周期 T(yrs)	0.241	0.615	1.00	1.88	11.86	29.46
平均轨道半径 R(AU)	0.387	0.732	1.00	1.52	5.20	9.55

注:这里为了方便计算,将 1 个天文单位,即 1AU 取近似值为 1.5×10^8 km。

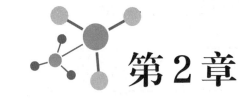

第 2 章 基础性实验

本章包含五个实验内容,它们是物理实验的基础。通过这些实验,可以使学生学习物理实验的基本思想、方法,掌握常见的实验操作技能。

实验 2.1 长度的基本测量

长度测量是最基本的测量之一。在生产和科学实验中,不仅长度测量的仪器和量具被广泛使用,而且与其相关的方法、原理和技术在其他物理量的测量中也具有普遍意义。很多非长度量的测量都可归结为对长度的测量,如将体温或血压的测量转换为对体温计或血压计中水银柱长度的测量。科学技术的发展,推动了长度测量技术的变革,测量范围和测量精度不断提升。20 世纪初以来,除用机械构造来增加放大倍数外,利用光学放大原理设计的光学测量仪逐步发展,从读数显微镜、测量投影仪发展到光学计以及各种干涉仪等。20 世纪 60 年代以后,由于传感器、激光和电子技术的发展,人造卫星激光测距仪器量程可达 10^8 m 以上,精确度可达 1 cm;电子显微镜、原子力显微镜和扫描隧道显微镜等的分辨可达 $100\sim0.1$ nm,能对原子、分子的几何尺寸进行测量。长度测量覆盖了整个物理学研究的尺度范围——小到微观粒子,大到宇宙深处。通过本实验的学习,掌握四种基本长度测量仪器的构造、原理及使用方法,并在测量实例中练习有效数字和不确定度的计算。

实验文件资源

一、实验目的

(1) 掌握米尺、游标卡尺、螺旋测微器和读数显微镜的构造及测量原理,了解它们的最小分度值、量程和用途,并学会正确使用。

(2) 学会正确测读及记录数据。

(3) 练习有效数字和不确定度的计算。

二、实验仪器

米尺、游标卡尺、螺旋测微器、读数显微镜、金属直圆棒、金属直圆筒。

三、实验原理

米尺、游标卡尺和螺旋测微器是测量长度的常用基本量具。许多测量长度或角度的仪器的读数部分,常采用米尺刻度或游标、螺旋测微的结构制成。这些仪器的读数规则及用法在实验中具有普遍意义。

不同的仪器有不同的量程。量程是指仪器的测量范围;最小分度值是指仪器所能准确鉴别的最小量值,简称分度值。

1. 米尺

米尺是测量长度的常用工具,最小分度值是 1 mm。受最小分度值的限制,米尺只能准确测定到毫米位,不足毫米位需估读。如需准确测量到毫米位以下 1~2 位,可以选用游标卡尺、螺旋测微器等其他量具。

注意:

(1)避免使用米尺的两端进行测量,因为米尺两端易磨损,会产生误差。

(2)读数时,被测物体应紧靠米尺的刻度,以减少视差。

(3)用米尺上不同的刻度作为测量起点多次测量,可减少因米尺本身刻度不均而产生的系统误差。

2. 游标卡尺

卡尺类量具可测量零件的内外尺寸、深度、阶梯和凹槽等。根据其结构形式和使用方式主要有游标卡尺、数显卡尺、带表卡尺、圆标高度卡尺和齿厚卡尺等。下面以游标卡尺为例介绍卡尺类量具的测量原理。

游标卡尺的结构如图 2-1-1 所示。主尺 D 是钢制的毫米分度尺,主尺附有量爪 A 和量刃 B,附尺有相应的量爪 A′和量刃 B′以及量尺 C,游标 E 可紧贴主尺滑动。游标卡尺属三用卡尺,即量爪 A、A′测量各种外尺寸;量刃 B、B′测量各种内尺寸;量尺 C 测量深度、高度、阶梯、凹槽等尺寸,测量时主尺尾部的端面是测量的定位基准。

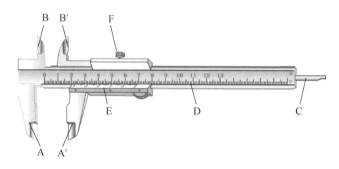

图 2-1-1 游标卡尺

A、A′—量爪;B、B′—量刃;C—量尺;D—主尺;E—游标;F—固定螺钉

游标卡尺是比米尺精密的量具,它是利用主尺与游标刻线的间距差及其累积值进行细分读数的计量器具。游标可把主尺无法测量的那部分数值(主尺分度值之内)较准确测出。其制造原理为:游标上 n 个分格的长度与主尺上 $n-1$ 个分格的长度相等。设主尺上分度值为 a,游标上的分度值为 b,则有 $nb = (n-1)a$;主尺与游标上单位分格的差值是 $\delta = a - b = a/n$,这就是游标卡尺的最小分度值。

图 2-1-2 所示为 50 分度的游标卡尺的游标原理图,当 A、A′合拢时,游标零线与主尺的零

线对齐,游标上第 50 分格正好对准主尺上第 49 分格。因 $n=50$,则该游标卡尺的最小分度值为 1/50 mm 即 0.02 mm。

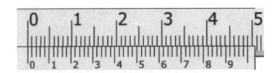

图 2-1-2　游标原理图

设 L 是待测长度,如图 2-1-3 所示,若游标零线位于主尺的第 k 和 $k+1$ 刻度之间,则待测长度可写成 $L = ka + \Delta L$。ΔL 在主尺的分度值之内,主尺不能准确测量。因游标与主尺的分度不等,故必能在游标上找到一个刻度 m 与主尺上某刻度 $k+m$ 最为接近。由图 2-1-3 可见 $\Delta L = ma - mb = m(a-b) = m\delta$,于是

$$L = ka + m\delta \qquad (2\text{-}1\text{-}1)$$

因主尺刻度 $k=13$,故 ka 为 13 mm,游标刻度 $m=27$ 与主尺刻度 $k+m=40$ 相重合,$m\delta = 0.54$ mm,待测物体的长度 $L = ka + m\delta = 13.54$ mm。

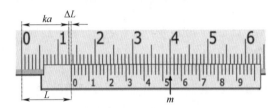

图 2-1-3　游标的测长原理

简单来说,游标卡尺的读数方法如图 2-1-4 所示,对于 50 分度游标卡尺,主尺最小分度为 1 mm。测量时,主尺读数为 14 mm,游标刻度 $m=35$ 与主尺刻度重合,则

$$L = 14 + 35 \times 0.02 = 14.70(\text{mm})$$

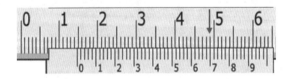

图 2-1-4　(50 分度)游标卡尺的读数

除了上述游标等分为 50 分格的 50 分度游标卡尺外,还有将游标等分为 10 分格和 20 分格的游标卡尺,它们的分度值分别为 0.1 mm 和 0.05 mm。

注意:

(1)被测长度应与游标卡尺平行。

(2)不要把物体夹得过紧,避免因被测量物体变形影响测量准确性和损坏仪器。

(3)用游标卡尺测量时,如发现游标上所有刻线都不能与主尺上的刻线对齐,则选取与主尺刻线最接近的一条刻线读数即可。

3. 螺旋测微器

螺旋测微器又称千分尺,其测量精度优于卡尺类量具。螺旋测微器可将回转运动变为直线运动,从固定套管和微分筒所组成的读数系统读得被测长度。实验室常用的螺旋测微器结构如图 2-1-5 所示,主要是由一根精密的测微螺杆 B、固定套管 C 和微分筒 D 组成。微分筒套在固定套管上,通过测微螺杆相连,可以前后旋动。螺杆螺距 0.5 mm,量程为 25 mm,分度值为 0.01 mm,可估读到 0.001 mm。测量时将待测物置于 A、B 之间。

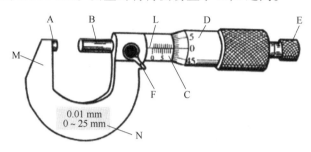

图 2-1-5 螺旋测微器

A—测砧;B—测微螺杆;C—固定套管;D—微分筒;E—棘轮;
F—锁紧装置;L—准线;M—尺架;N—量程和分度值

螺旋测微器将小线度的螺距转换为较大圆周的周长以实现微小长度的测量。微分筒的圆周上刻有 50 个分格。当微分筒转过一周时,测微螺杆就会沿轴线方向前进或后退 0.5 mm。因此,当微分筒转过一个分格时,测微螺杆就会前进或后退 0.5/50 = 0.01(mm),此即为螺旋测微器的最小分度值。固定套管上刻有间隔为 0.5 mm 的上下两排刻线。测量时,测微螺杆移动的距离,如微分筒转动整圈可由固定套管上的刻线(主尺)读出;不足整圈部分,可由微分筒圆周上的刻线测出。因此,用螺旋测微器测量长度读数也可分为两部分,由微分筒前沿在固定套管上的位置,读出半整数部分,得到微分筒转动整圈时测微螺杆移动的距离;固定套管准线 L 所对微分筒圆周上的分格数与微分筒分度值相乘得到微分筒转动不足整圈时测微螺杆移动的距离。二者相加就是测量值。

注意:

(1)测量前应先检查零点读数:一般说来,当 A、B 紧靠时,微分筒的前沿应与固定套管上的零刻度重合,且微分筒圆周上的零分度与准线 L 相重合。但实际中,由于调整不充分或使用不当刻线往往并不重合。微分筒的零分度在准线 L 下方时,零点读数的符号为正,反之为负,如图 2-1-6 所示。因此,待测量的测量值应为测量读数值与零点读数值之差,即

测量值 = 测量读数值 − 零点读数值

(2)测微螺杆接近被测物体或测砧时,不能直接旋转微分筒,以免被测物体形变而产生误差,甚至损坏螺杆。此时应旋转恒力装置(棘轮),待听到"咯咯"声即停止旋动。这样不但可以保证每次测量条件一样,还可以保护仪器。

(3)在对微分筒上的刻线读数时需估读到小数点后的一位。

如图 2-1-7 所示,左图测量值应读为 6.0 + 25.0 × 0.01 = 6.250(mm),右图测量值应读为 6.5 + 25.0 × 0.01 = 6.750(mm)。

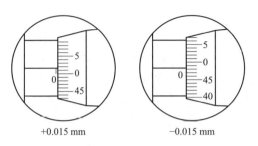

+0.015 mm　　　−0.015 mm

图 2-1-6　螺旋测微器的零点读数

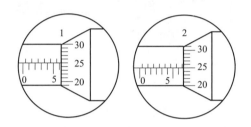

图 2-1-7　螺旋测微器的读数

（4）实际测量中常出现很难判断微分筒前沿与固定套管刻线位置的问题，导致错误读数，若不能正确判断将出现 0.5 mm 的误差。图 2-1-8 所示即为测量中容易出现问题的两种情况。固定套管刻线的读数可参考微分筒上的读数，当微分筒分格数较大时，说明微分筒还未旋转满整圈，微分筒前沿应在固定套管某刻线左侧；当其分格数较小时，说明微分筒刚刚旋转一整圈，则微分筒前沿在固定套管上某刻线的右侧。

（5）使用完毕，测微螺杆与测砧间应留有一定间隙，以免受热膨胀而挤压过紧，损坏螺纹。

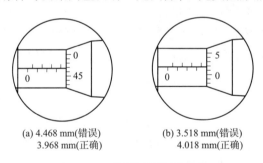

(a) 4.468 mm(错误)　　(b) 3.518 mm(错误)
　　3.968 mm(正确)　　　　4.018 mm(正确)

图 2-1-8　螺旋测微器的读数

4. 读数显微镜

读数显微镜用于精确测量微小距离，主要由用于测量的螺旋测微装置（原理完全等同于螺旋测微器）和用于观察的显微镜两部分组成。读数显微镜的结构形式很多，但其原理基本相同，下面以图 2-1-9 所示的读数显微镜为例说明其构造原理。螺旋测微装置的螺距为 1 mm，测微鼓轮（微分筒）A 的圆周被等分为 100 个分格，故每转一个分格显微镜筒将沿标尺 F 移动 0.01 mm，因此读数显微镜的最小分度值是 0.01 mm。量程一般为 50 mm。低倍显微镜 B（放大倍数为 20 左右）用于放大微小待测物体，利于观察。

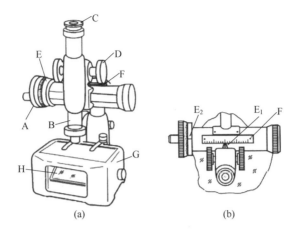

图 2-1-9　读数显微镜
A—测微鼓轮；B—显微镜筒；C—目镜；D—调焦手轮；
E(E_1/E_2)—准线；F—标尺；G—工作台；H—反光镜

读数显微镜的使用方法：调整目镜 C，看清十字叉丝。将待测物体放置于工作台上表面。旋动调焦手轮 D，使显微镜筒 B 下降到最接近（但不接触）待测物体的位置，旋动调焦手轮 D 使显微镜筒 B 上升至能清楚观察待测物体。转动测微鼓轮 A，使目镜中叉丝与被测物相切，记下读数。继续转动测微鼓轮，记录另外一个测量点读数，两次读数之差即为所测两点间的距离。

注意：

(1) 测量时，显微镜筒的移动方向应该和被测点连线方向平行。

(2) 为避免空程（螺杆与螺母间有空隙）引起误差，应确保每次测量沿同一方向转动鼓轮。

四、实验内容

1. 金属直圆棒的测量

用米尺测量金属直圆棒的长度 L，用螺旋测微器测量金属直圆棒的直径 D，各测六次求平均值，将数据填入表 2-1-1，计算金属直圆棒的体积 V。估算金属直圆棒的长度 L、直径 D 和体积 V 的合成不确定度 $u(L)$、$u(D)$ 和 $u(V)$，给出测量结果。

表 2-1-1　金属直圆棒的测量

测量	L(mm)			D(mm)		
	起点读数	终点读数	长度	零点读数	测量读数值	直径（测量读数值－零点读数平均值）
1						
2						
3						
4						
5						
6						
平均值						

(1) 金属直圆棒长度 L 的不确定度的计算及测量结果表示。

长度 L 多次测量带来的 A 类不确定度：

$$u_A(L) = \frac{t}{\sqrt{n}} s(L) = t \cdot \sqrt{\frac{\sum(L_i - \bar{L})^2}{n(n-1)}} = \underline{\qquad};$$

米尺的示值误差带来的 B 类不确定度：$u_B(L) = \frac{\Delta_{仪器}}{\sqrt{3}} = \underline{\qquad}$；

长度 L 测量结果的合成不确定度：$u(L) = \sqrt{u_A^2(L) + u_B^2(L)} = \underline{\qquad}$；

长度 L 测量结果的表达式：$L = \bar{L} \pm u(L) = \underline{\qquad}$。

(2) 金属直圆棒直径 D 的不确定度的计算及测量结果表示。

直径 D 多次测量带来的 A 类不确定度：

$$u_A(D) = \frac{t}{\sqrt{n}} s(D) = t \cdot \sqrt{\frac{\sum(D_i - \bar{D})^2}{n(n-1)}} = \underline{\qquad};$$

螺旋测微器的示值误差带来的 B 类不确定度：$u_B(D) = \frac{\Delta_{仪器}}{\sqrt{3}} = \underline{\qquad}$；

直径 D 测量结果的合成不确定度：$u(D) = \sqrt{u_A^2(D) + u_B^2(D)} = \underline{\qquad}$；

直径 D 测量结果的表达式：$D = \bar{D} \pm u(D) = \underline{\qquad}$。

(3) 金属直圆棒体积 V 的不确定度的计算及测量结果表示。

金属直圆棒的体积：$\bar{V} = \frac{\pi}{4} \bar{D}^2 \bar{L} = \underline{\qquad}$；

体积的相对不确定度：

$$\frac{u_V}{\bar{V}} = \sqrt{\left(2\frac{u(D)}{\bar{D}}\right)^2 + \left(\frac{u(L)}{\bar{L}}\right)^2} = \underline{\qquad};$$

体积的标准不确定度：$u_V = \frac{u_V}{\bar{V}} \times \bar{V} = \underline{\qquad}$；

体积测量结果的表达式：$V = \bar{V} \pm u_V = \underline{\qquad}$ $(P = 0.683)$。

2. 金属直圆筒体积的测量

用游标卡尺测量金属直圆筒的外径 D_1、内径 D_2、高度 H_1 和深度 H_2，各测六次求平均值，将数据填入表 2-1-2，根据有效数字运算法则正确计算金属直圆筒的体积 V。估算金属直圆筒的外径 D_1、内径 D_2、高度 H_1 和深度 H_2 的不确定度 $u(D_1)$、$u(D_2)$、$u(H_1)$ 和 $u(H_2)$，并给出测量结果。

表 2-1-2　金属直圆筒的测量

测量	外径 D_1(mm)	内径 D_2(mm)	高度 H_1(mm)	深度 H_2(mm)
1				
2				
3				

续表

测 量	外径 D_1(mm)	内径 D_2(mm)	高度 H_1(mm)	深度 H_2(mm)
4				
5				
6				
平均值 $\bar{x}$				

外径 D_1 测量结果的表达式:$D_1 = \bar{D}_1 \pm u(D_1) = $ _____;

内径 D_2 测量结果的表达式:$D_2 = \bar{D}_2 \pm u(D_2) = $ _____;

高度 H_1 测量结果的表达式:$H_1 = \bar{H}_1 \pm u(H_1) = $ _____;

深度 H_2 测量结果的表达式:$H_2 = \bar{H}_2 \pm u(H_2) = $ _____;

金属直圆筒的体积:$\bar{V} = $ _____。

3. **米尺上两相邻毫米刻线间距的测量**

用读数显微镜测量米尺上两相邻毫米刻线间距。自行设计测量方案与数据记录表格,正确记录数据,并进行数据处理。

五、思考题

1. 游标卡尺的主尺最小分度为 1 mm,游标上最小分度为 19/20 mm,问:当游标上第 7 个刻度线与主尺上某一刻度重合时,从游标上所得读数应怎样记录?

2. 如图 2-1-10 所示,这是一种使用了游标装置的仪器,外刻度(主刻度)盘上每格代表角度 0.5°(30′),类比游标卡尺读数方法,请问该仪器的最小分度值和图中所示读数是多少?

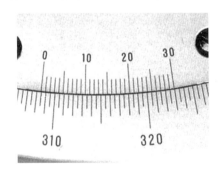

图 2-1-10 游标读数

3. 当读数显微镜(见图 2-1-9)中 E_1 与水平主尺上某一刻线对齐时,E_2 并不对应测微鼓轮上的零分度,这对测量是否有影响?

4. 测长方体体积,其长、宽、高分别约为 200 mm、10 mm、1 mm,若要求 $\dfrac{u_x}{x}$、$\dfrac{u_y}{y}$、$\dfrac{u_z}{z}$ 均不超过 0.50%,则各需用什么工具测量?请说明原因。

实验 2.2　示波器的使用

示波器分为模拟示波器和数字示波器两种。模拟示波器是利用输入的待测电信号经放大或衰减后作用于示波管内电子束,使之发生偏转,在示波器荧光屏上动态显示该信号电压随时间变化的一种观测仪器。数字示波器是采用模数转换器,对待测电信号采样并数字化后存储,再以动态的方式用液晶屏等显示出来的仪器。示波器不仅可以定性观察电压信号的动态变化过程,还可用于定量测量信号的变化周期及波形的上升时间、下降时间等,此外还可作为监测设备监测可转化为电信号的血压、脉搏等随时间的变化等。自1931年成功研制出第一台示波器至今,示波器在医学、工业、科研等各领域都得到了广泛的应用。本实验练习使用模拟示波器观察各种电信号的波形,测量电信号的电压幅值、周期、频率等参数,观察李萨如图并验证拍频公式,以掌握示波器的调节与使用方法。

实验文件资源

观看微课

一、实验目的

(1)掌握模拟示波器的基本结构和工作原理。
(2)使用模拟示波器观察电信号波形,测定电信号电压幅值及周期等。
(3)观察记录李萨如图形。
(4)观察拍的合成并测量拍频。

二、实验仪器

双通道示波器、信号发生器、同轴线缆。

三、实验原理

模拟示波器的示波结构如图2-2-1所示,它由阴极射线管、放大电路、扫描和同步电路及电源等部分组成。阴极射线管是一个抽成真空的玻璃管(图2-2-1中上面的管子),是模拟示波器的核心组件。如图2-2-1所示,1为用于加热阴极2的灯丝,加热后的阴极可发出电子。3是控制极,用来控制单位时间内发出的电子数目(辉度控制)。4和5是阳极,用来加速电子,并使虚线所示电子束8聚焦于荧光屏9上。荧光屏上涂有荧光材料,当电子束射到荧光屏上时,荧光屏上就会发出荧光,从而看到电子束打在荧光屏上的位置。在阳极与荧光屏之间还有两对偏转板——垂直偏转板6和水平偏转板7。当偏转板上加上电压时,穿过其间的电子束在电场力作用下就会发生与电场方向相反的偏转;两对偏转板可分别控制电子束在垂直和水平方向上的偏转。在一个阴极射线管中,电子的速度、偏转板的大小和板间距离、偏转板到荧光屏的距离都是固定不变的,不难证明,电子束到达荧光屏时在水平方向和垂直方向上偏离中心的距离分别与水平和垂直偏转板上所加的电压成正比。

若被观测信号是一个图2-2-2(a)所示的正弦电压信号,经y轴放大电路放大后加到示波器的垂直偏转板上,信号频率很低时,可以看到电子束打在荧光屏上的光点沿垂直方向在同一直线上往返运动。随着信号频率变高,人的视觉跟随不了光点的运动及荧光余辉效应,只能看到一条不动的垂直亮线。要想在荧光屏上观察到按正弦规律变化的信号波形，就必须通过扫描电路和扫描电压发生器在水平偏转板上同时施加一个锯齿状扫描电压［见图 2-2-2(b)］，使电子束在沿垂直方向上下偏转的同时，也沿水平方向匀速地从左向右偏转，这样才能展开信号波形，并由于锯齿状扫描电压的周期性而不断重复这个过程。如果待测信号是严格周期性的，且扫描电压的周期等于待测信号的周期或是它的整数倍，那么电子束就会在每经历一个（或几个）周期后沿水平方向迅速地回到原来的位置（对应同样的相位），并重复相同的偏转轨迹，这样就能在荧光屏上获得稳定的波形。

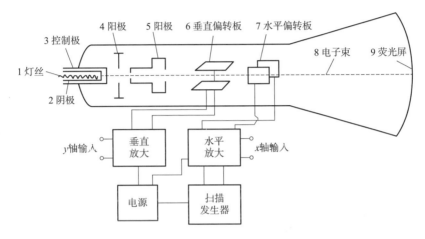

图 2-2-1　模拟示波器的示波结构

为了深入了解这一过程，把这两个电压的周期分为八个相等区间，这些区间的起始时刻分别以 a～i 表示。由图 2-2-3 可见，在 a 时刻，加在垂直偏转板上的正弦交流电压为 0 V，电子束在 y 方向上没有偏转，光点的 y 坐标为 0，而水平（x 轴）偏转板上的锯齿状电压为最小值，因此，这时荧光屏上光点的位置在屏幕左侧，对应图 2-2-3 中 A 的位置；从 a 到 b 这段时间，垂直偏转板上的交流电压恰从正半周开始，使电子束向上偏转，光点向上移，而水平偏转板上的电压使光点从 A 点向右移，在这两个电压的共同作用下，光点向右上方移动，到达 b 时刻电子束就打在 B 的位置；到

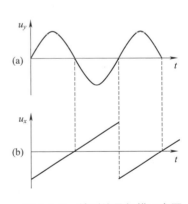

图 2-2-2　被测信号扫描示意图

达 c 时刻，光点就移到了 C 的位置，依此类推。因为两对偏转板上所加的电压大小在这个过程中是持续不断的，所以，光点的移动形成连续的轨迹，这样电子束在荧光屏上就画出了一个完整的正弦形电压曲线。由于扫描电压和待测正弦信号的周期相同，因此，待测信号开始新一个周期时，锯齿状扫描电压也回到屏幕最左侧重新开始扫描，于是光点立刻从 I 处回到 A 处，开始重复第二个周期，光点的轨迹与前一个周期的轨迹完全重合，所以，可以看到一条稳定不动的曲线——一个完整的被观测信号的电压随时间变化的波形。

如果扫描电压的周期是被观测信号电压周期的 n 倍，那么在荧光屏上可以看到 n 个完整、稳定的信号电压波形。若扫描电压周期与信号周期的整数倍略有差异，信号波形就不稳定。实际应用中待测信号本身的周期无法严格不变,因此需要一种方法让扫描电压的周期跟随待测信号而变。示波器中的扫描同步电路,即触发电路,就能实现扫描信号与待测信号的同步,从而获得稳定的波形。图 2-2-4 所示为内触发(用待测信号触发)示意图。每当待测信号由小变大或由大变小达到触发电压时,扫描电压就重新回到扫描的起点(最小值),图 2-2-4 所示的触发电压为零。如果触发电压设置在待测电压的范围之外,就无法实现触发,波形往往就不稳定。示波器控制面板上由 LEVEL 旋钮来调节触发电压的大小,如果波形显示不稳定,调节此旋钮通常是最先考虑的解决办法。

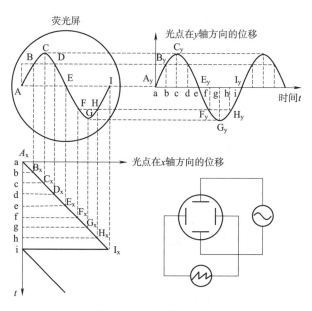

图 2-2-3　示波原理图

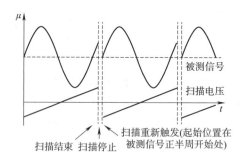

图 2-2-4　内触发示意图

扫描速度可以通过示波器上的扫描时间因数旋钮调节。由于触发机制的存在,它也能改变扫描电压的周期。屏幕上水平刻度表示时间,单位是 s/DIV(或 ms/DIV、μs/DIV),即秒/格(或毫秒/格、微秒/格),其中 1 格(DIV, division)是指屏上相邻网格线的间距,这些单位对应扫过 1 格所需的时间。此外,屏幕横中线还有格内小标尺,将刻度线等分为 5 个小区间(0.2 DIV),垂直方向也有此细分。

为了能观测较大电压范围的待测信号,示波器配备了放大器/衰减器,通过放大器/衰减器(垂直偏转因数开关)旋钮对待测信号进行放大或衰减,调节加在垂直偏转板上的电压范围,进而改变屏上波形的幅度,以便于观察。一般让待测信号的波形尽量充满屏幕以达到最佳观测精度。屏幕上垂直轴上的刻度表示电压,单位是 V/DIV(或 mV/DIV),即伏/格(或毫伏/格)。

四、实验内容

1. 观察信号发生器输出的波形

信号发生器简介

将示波器接上信号发生器,在信号发生器上设置不同的波形、幅值与频率,适当调节示波器控制面板上的控件,观察信号发生器输入的正弦波、矩形波、三角波电信号。要在示波器荧光屏上调出稳定的波形,以便于观察。

2. 测量正弦波电信号的幅值

示波器的功能包括观察和测量。为了方便观察,垂直偏转因数和扫描时间因数一般都是连续可调的,分别通过垂直偏转因数旋钮和扫描时间因数旋钮旁边或中心的微调旋钮来实现。但在测量电压幅值和信号周期时,这两个微调旋钮要分别调到校准(CAL,Calibration)位置。此时,待测交流信号的电压峰-峰值等于荧光屏上波形峰-峰值的垂直坐标格数与垂直偏转因数(即垂直偏转因数旋钮所指挡位)的乘积。交流电的电压有效值 V_E 与峰-峰值 $V_{P\text{-}P}$ 的关系为

$$V_E = \frac{\sqrt{2}}{4} V_{P\text{-}P} \tag{2-2-1}$$

调节信号发生器,将电压幅值为 0.5 V、频率为 500.0 Hz 的正弦波电信号输入示波器。调节示波器面板控件,测量信号的电压峰-峰值。将测量数据和计算结果填入表 2-2-1。

表 2-2-1 正弦波电信号电压的测量

信号发生器工作状态	输出波形		输出电压幅值(V)		输出频率(Hz)	
测量次数	垂直偏转因数 u		$V_{P\text{-}P}$(DIV)	$V_{P\text{-}P}$(V)		V_E(V)
1	0.2 V/DIV					
2	0.5 V/DIV					
3	1 V/DIV					

注意:$V_{P\text{-}P}$(DIV)读到最小分格的一半,即 0.1 格。

3. 测量三角波电信号的频率

扫描时间因数的微调旋钮处于校准位置时,待测信号的周期等于荧光屏上该信号波形一个周期的水平格数与扫描时间因数(即扫描时间因数旋钮所指挡位)的乘积,其频率等于周期的倒数。调节信号发生器,将电压幅值 0.5 V、频率 500.0 Hz 的三角波电信号输出到示波器上。调节示波器面板控件,测量三角波的频率。将测量数据和计算结果填入表 2-2-2。

表 2-2-2　三角波电信号频率的测量

信号发生器工作状态	输出波形		输出电压幅值（V）		输出频率（Hz）
测量次数	扫描时间因数 t	增益倍数	T（DIV）	T（s）	f（Hz）
1	0.5 ms/DIV	1			
2	1 ms/DIV	1			
3	5 ms/DIV	10			

说明：如果增益倍数不等于1，那么待测信号的周期等于信号波形一个周期的水平格数与扫描时间因数的乘积再除以增益倍数。

注意：

（1）信号发生器的输出端不能短路。

（2）示波器光点辉度不要开得太亮，以保护荧光屏。

（3）信号发生器和示波器的输出、输入端应共地。

（4）测量电压时，垂直微调旋钮必须置于"校准"位置；测量周期时，水平微调旋钮必须置于"校准"位置。

（5）由于亮线有一定宽度，因此测量时应取亮线的中心位置。

4. 观察并绘制李萨如图形

将两路输出信号分别接到示波器的 CH1 和 CH2 输入端，调节信号发生器面板控件，先调出两路输出电压、频率基本相同的正弦波信号。调节时间因数旋钮到"X-Y"位置，启用垂直叠加功能。这时在荧光屏上可以观察到李萨如图形。

调节信号发生器输出信号电压和频率，使电压幅值比分别为1:1和2:1，频率比为1:1、2:1和3:2，观察荧光屏上合成图像的变化并绘制图形，见表2-2-3。思考频率比、幅值比对图形的影响。

表 2-2-3　李萨如图形的观察和绘制

信号发生器工作状态	输出波形		输出电压幅值（V）	
	正弦波		0.5 V	
f_1（Hz）	f_2（Hz）	振幅特性 $A_1/A_2=1$		振幅特性 $A_1/A_2=2$	
		f_1/f_2	图形	f_1/f_2	图形
500	500				
1 000	500				
1 500	1 000				

（分析比较不同频率、幅值比的李萨如图形）

5. 拍的观察及拍频的测量

将两路输出信号分别接到示波器的 CH1 和 CH2 输入端,调节信号发生器面板控件,得到两路输出电压幅值基本相同、频率接近的正弦波信号。调节示波器两个通道的时间因数旋钮和垂直偏转因数旋钮,使它们处于同样的挡位,并将垂直显示方式开关置于"相加(ADD)"位置,这时在荧光屏上可以观察到两个同方向振动的正弦信号叠加后的图像。调节两台信号发生器输出信号的频率,并使得荧光屏显示合振动的多个周期,这种合振动的振幅随时间周期变化的现象就是拍。

给两路信号选择三个不同频率差值,测量对应三个拍的拍频,与理论值相比较,将测量数据和计算结果填入表 2-2-4。

表 2-2-4 拍频的测量

次数	f_1(Hz)	f_2(Hz)	扫描时间因数 t	ΔT(DIV)	ΔT(s)	拍频 $f_理$(Hz)	拍频 $f_测$(Hz)	$E=\dfrac{\lvert f_理-f_测\rvert}{f_理}$
1								
2								
3								

五、思考题

1. 电子束在水平和垂直方向的偏转是否会相互影响?与加在极板上的电信号有何关系?
2. 测量电压、周期时,为什么垂直、水平微调旋钮必须置于"校准"位置?
3. 在观察方向相互垂直的正弦信号叠加的李萨如图形时如何选取输入信号的频率?为什么?
4. 在观察同方向振动的正弦信号叠加时能够看到拍现象的条件是什么?

六、参考资料

GOS-620 型双踪示波器简介

GOS-620 是频宽从 DC 至 20 MHz(-3 dB)的可携式双通道示波器,垂直偏转灵敏度最高可达 1 mV/DIV,扫描时间灵敏度最高可达 100 ns/DIV。

本示波器采用内附刻度线的直角阴极射线管,可获得精确的测量值,且坚固耐用,不仅易于操作,而且具有高度的可靠性。其面板如图 2-2-5 所示,各调节控制机构作用如下:

1—CAL:校准信号输出。端子输出一个 $V_{\text{P-P}}$ 为 2 V、频率为 1 kHz 的方波,用以检查垂直偏向的灵敏度。

2—INTEN:轨迹及光点亮度控制钮。

3—FOCUS:轨迹聚焦调整钮。

4—TRACE ROTATION:光迹旋转旋钮。调节该旋钮可使基线与水平坐标线平行。

5—POWER:电源指示灯。

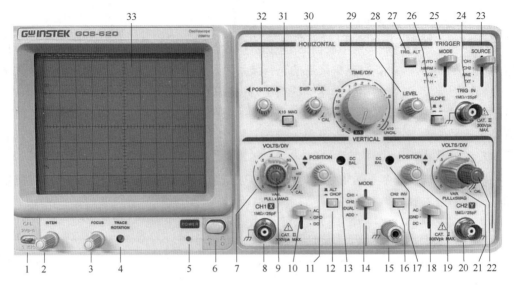

图 2-2-5　GOS-620 型双通道示波器面板

6——电源开关。

7 和 21——VOLTS/DIV：输入信号幅度偏转因数旋钮，范围为 5 mV/DIV～5 V/DIV，共 10 挡。

8——CH1(X)：通道 1 信号输入端，在"X-Y"模式中，为 x 轴信号输入端。

9 和 22——VARIABLE：输入信号垂直偏转因数微调旋钮，至少可以调到显示值的 1/2.5，在"校准"位置时，输入信号垂直偏转因数为挡位显示值。拉出此旋钮时（×5 MAG），输入信号幅度偏转因数增加 5 倍。

10 和 18——AC-GND-DC：CH1 和 CH2 两个通道的输入耦合选择开关，可分别使输入端为交流耦合（AC）、接地（GND）或直流耦合（DC）。

11 和 19——POSITION：轨迹及光点的垂直位置调整钮。

12——ALT/CHOP：双踪模式（DUAL）下，按下此键，CH1 和 CH2 两个信号用打点的方法同时显示（CHOP），一般在较低频率时使用，可避免两个信号不能同时显示的不足。弹出此键，CH1 和 CH2 两个信号交替显示（ALT），一般信号频率较高时使用，因交替重复频率高，借助示波管的余辉在屏幕上能同时显示信号。

13 和 17——DC BAL：分别用于 CH1 和 CH2 的 DC 平衡调整。出厂时已调好，但随周围温度会发生错位。学生不可自行调整。

14——VERT MODE：垂直方向显示模式，可显示 CH1、CH2、DUAL、ADD 四种工作方式。

CH1：单独显示 CH1 输入信号。

CH2：单独显示 CH2 输入信号。

DUAL：双踪显示方式，当 VERT MODE 设置在此位置时，可通过 ALT/CHOP 键切换显示模式。

ADD：使 CH1 信号和 CH2 信号相加。

15——GND：仪器的测量接地装置。

16—CH2 INV：CH2 输入信号的极性反转钮。当按下此钮时，CH2 输入信号的极性被反相（使信号波形以水平中心线为对称轴翻转）。当 CH2 处于 ADD 模式时，CH2 触发截选信号（Trigger Signal Pickoff）也被反相。

20—CH2（Y）：通道 2 信号输入端，在"X-Y"模式中，为 y 轴信号输入端。

23—SOURCE：内部触发源信号及外部触发信号选择器，有 CH1、CH2、LINE、EXT 四种方式。

CH1：当 VERT MODE 选择器在 DUAL 或 ADD 位置时，以 CH1 的输入信号作为内部触发源。

CH2：当 VERT MODE 选择器在 DUAL 或 ADD 位置时，以 CH2 的输入信号作为内部触发源。

LINE：触发商用电源的波形，即将 AC 电源线频率作为触发信号。

EXT：以 TRIG IN 端口输入的信号作为外部触发源。

24—TRIG IN：外部触发信号输入端口。

25—TRIGGER MODE：触发模式选择器，有 AUTO、NORM、TV-V、TV-H 四种方式。

AUTO：当没有触发信号或者触发信号的频率小于 25 Hz 时，扫描自动产生。

NORM：当没有触发信号时，扫描处于预备状态，屏幕上不会显示任何轨迹，本功能主要观察 25 Hz 及以下的信号。

26—SLOPE：触发斜率按钮。弹出时为正斜率触发，即当信号正向通过触发准位时进行触发。按下时为负斜率触发，即当信号反向通过触发准位时进行触发。

27—TRIG ALT：触发源交替设定键。当 VERT MODE 选择器在 DUAL 或者 ADD 位置，且 SOURCE 选择器置于 CH1 或者 CH2 位置时，按下此键，本仪器即会自动设定 CH1 和 CH2 的输入信号以交替方式轮流作为内部触发选择器。

28—LEVEL：触发准位调整钮。旋转此钮以同步波形，并设定该波形的起始点。将旋钮向"+"方向旋转，触发点将会上移；将旋钮向"−"方向旋转，触发点将会下移。

29—TIME/DIV：扫描时间因数旋钮，其范围为 20 μs/DIV ~ 0.5 s/DIV，共 20 个挡位。

30—SWP VAR：扫描时间微调控制旋钮。旋转此控制钮，扫描时间可延长至少为指示数值的 2.5 倍。

31—×10 MAG：X 向增益按钮。按下此钮，则原来屏上波形将沿 X 向扩展 10 倍。因此，此状态下的 X 向读数，必须除以 10 才是实际读数。

32—POSIYION：轨迹及光点的水平位置调整钮。

33—CRT：阴极射线管显示屏。

七、拓展阅读

除模拟示波器外，数字示波器也日益普及。数字示波器诞生于 20 世纪 70 年代，其工作原理与模拟示波器有本质上的不同。数字示波器由微型计算机控制，对输入信号进行采样和模/数转换，将模拟信号转换为数字信号并存储在存储器内，示波器内的微处理器根据需要将存储器内的数字信号转换成可视波形。因此，数字示波器不需要示波管，而用液晶屏等显示。

数字示波器具有波形触发、存储、显示、测量、波形数据分析处理等独特优势,具备许多模拟示波器无法实现的功能,例如:可以在屏幕上同时显示不同类型的几组波形,自动测量电压峰-峰值及周期,也可以将单次脉冲信号稳定地显示出来,并可以对波形进行傅里叶变换以得到其频谱,或对多个波形进行比较、加、减、卷积等运算,还可以与计算机或其他数字示波器实现数据通信。

实验 2.3　分光计的调节和应用

光线入射到光学元件上时会发生反射、折射、衍射、色散等现象。光的反射定律和折射定律定量地描述了这些光学现象中光线传播方向发生偏折的角度关系。许多光学量,如光的波长、折射率、光栅常数、色散率等往往可以通过直接测量相关的角度(如折射角、衍射角、布儒斯特角等)来间接确定。

利用光学元件通过光学现象把一束复色光分解为不同方向出射的单色光的现象,称为分光。分光计能够精确测量光线的偏转角度。以分光计为基本框架的光学分析仪器在制药、化工、天文、地质、环保等许多领域的理化分析及检测中都有着广泛的应用。

分光计是一种结构精密而且使用技巧性较高的仪器,对它的调节及使用要求很严格。使用前必须按照要求将其精确地调节到工作状态,否则不仅会降低测量精度,而且极易损坏仪器。

实验文件资源　观看微课

一、实验目的

(1)熟悉分光计的基本结构和各部分的功能。
(2)掌握分光计的工作原理、调节及使用方法。
(3)掌握利用分光计测量三棱镜顶角的原理和方法。
(4)了解利用分光计测量单色光的最小偏向角和折射率的原理和方法。

二、实验仪器

分光计、平面反射镜、三棱镜、低压钠灯、低压汞灯(选)。

三、实验原理

1. 分光计的基本结构

实验室常用的分光计结构如图 2-3-1 所示,主要部件包括底座、望远镜、平行光管、载物台、游标盘和刻度盘等。不同型号分光计的结构和光学原理基本相同。

2. 分光计的调节原理

为了使分光计能够准确测出待测角大小(如光线经棱镜、光栅等光学元件偏转的角度,棱镜顶角等),必须使待测角所在平面平行于刻度盘平面。当平行光管(图 2-3-1 中的4)光轴和载物台(图 2-3-1 中的6)水平时,经平行光管出射的光线与其再经载物台上的光学元件出射的光线共同形成的待测光路平行于刻度盘平面。当望远镜(图 2-3-1 中的9)的光轴水平时,可以观察并准确测量光线的方向或其偏转的角度。

在使用前,必须对分光计进行精确调节,达到如下目标:
(1)望远镜光轴水平,且能观察平行光,即要求望远镜调焦在无穷远处。
(2)平行光管光轴水平,且入射在狭缝上的光经平行光管成为平行光。
(3)载物台平面水平,即与分光计转轴垂直。

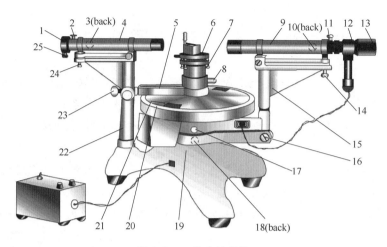

图 2-3-1　分光计结构

1—狭缝装置；2—狭缝锁定螺钉；3—平行光管物镜调焦旋钮；4—平行光管；5—游标盘制动架；
6—载物台；7—载物台调平螺钉；8—载物台锁定螺钉；9—望远镜；10—望远镜物镜调焦旋钮；
11—目镜镜筒锁定螺钉；12—阿贝式自准直目镜；13—目镜调焦手轮；14—望远镜倾角调节螺钉；
15—望远镜支架；16—望远镜微调螺钉；17—望远镜制动螺钉；18—望远镜与刻度盘联动螺钉；
19—底座；20—刻度盘；21—游标盘；22—平行光管立柱；23—游标盘制动螺钉；
24—平行光管倾角调节螺钉；25—狭缝宽度调节手轮

平行光管和载物台的调节都需借助望远镜，因此先介绍望远镜的调节原理。望远镜的自准直光路如图 2-3-2 所示。绿色光源经过目镜分划板下方的透光十字窗形成绿色十字光源，当其位于望远镜物镜焦平面上时，若望远镜光轴与平面反射镜镜面垂直，绿色十字光源经过物镜形成平行光，投射到平面反射镜并反射返回，再经物镜聚焦，能够在分划板上形成清晰的绿色十字反射像，且反射像位于分划板的上十字准线处，该位置与绿色十字光源关于分划板中央水平线对称。此时，物和像在同一平面内，望远镜接收平行光，达到自准。

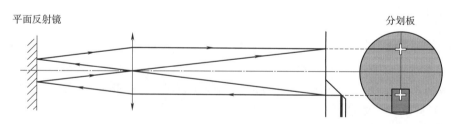

图 2-3-2　望远镜自准直光路示意图

平面反射镜置于载物台上，当其两侧分别与望远镜光轴垂直，两侧所反射的绿色十字像均在分划板的上十字准线上时，望远镜光轴水平，即与分光计转轴垂直。

望远镜光轴水平时，通过望远镜观察经平行光管狭缝入射的光，若其经过望远镜物镜聚焦后，成像清晰且关于分划板中央水平线上下对称，则表明平行光管发出平行光，且光轴水平。

3. 待测光路水平的调节原理

将三棱镜放置于载物台上，望远镜光轴分别垂直于三棱镜两个光学面时，两面所反射的绿色十字像都能位于分划板的上十字准线上，则这两个光学面所夹的角，即待测顶角所在的平面水平。

4. 三棱镜顶角的测量原理

(1) 平行光反射法。固定载物台,当三棱镜的待测顶角正对平行光管时,平行光被其分为两路,在两个光学面上分别反射,形成两束反射平行光。如图 2-3-3(a)所示,由反射定律和几何关系可得,两束反射光的夹角 φ 与三棱镜的顶角 α 的关系为

$$\alpha = \varphi/2 \tag{2-3-1}$$

利用分光计可以确定两束反射光的方向。若望远镜筒从位置 1 逆时针旋转到位置 2 时,读数是减小的,θ_1 为望远镜在位置 1 的读数,θ_2 为望远镜在位置 2 的读数,那么两束光的夹角 $\varphi = \theta_1 - \theta_2$。但是,如果测量过程跨越了 360°处的刻度线,容易证明结果应该调整为 $\varphi = 360° + \theta_1 - \theta_2$。

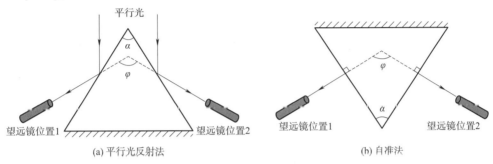

图 2-3-3　三棱镜顶角的测量原理

(2) 自准法。固定载物台,如图 2-3-3(b)所示,利用三棱镜两个光学面反射的绿色十字像,可以确定三棱镜两个光学面的法线方向,测出两法线之间的夹角 φ,即可求得顶角 α。三棱镜顶角为两光学面法线夹角的补角,即

$$\alpha = 180° - \varphi \tag{2-3-2}$$

5. 单色光最小偏向角和相对折射率的测量原理

如图 2-3-4 所示,单色光以入射角 θ_1 从空气(折射率 n_1)入射到三棱镜(折射率 n_2)的某一光学面上,相继经过两个光学面的折射后,以出射角 θ_2 从第二个光学面出射。入射光线和出射光线之间的夹角 δ 称为偏向角。偏向角的大小随入射角改变。当入射光沿某一特定方向射入时,偏向角有最小值。可以证明,当入射角等于出射角时,偏向角取极小值 $\delta_{\min}$,它与三棱镜顶角 α 和相对折射率 n_{21} 之间有如下关系:

$$n_{21} = \frac{n_2}{n_1} = \sin\frac{\delta_{\min} + \alpha}{2} \Big/ \sin\frac{\alpha}{2} \tag{2-3-3}$$

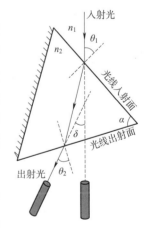

图 2-3-4　单色光偏向角示意图

由于透明介质的折射率是波长的函数,因此,同一棱镜对不同波长的光具有不同的最小偏向角,也具有不同的相对折射率。

四、实验内容

1. 分光计的调节

为了使分光计各部分的调节不发生矛盾,要注意调节顺序。一般原则是先借助平面反射

镜调节望远镜的聚焦及光轴水平；然后借助望远镜调节平行光管光轴水平；最后结合实验所用光学器件调节载物台的水平。

具体步骤如下：

(1) 目测粗调。

调节望远镜倾角调节螺钉(图2-3-1中的14)使望远镜镜筒大致水平；调节载物台调平螺钉(图2-3-1中的7)使其大致水平，并具有5 mm左右高度的可调节间隙；调节平行光管倾角调节螺钉(图2-3-1中的24)使其大致水平。

(2) 自准直望远镜聚焦和光轴水平的调节。

打开分光计电源。左右旋动目镜调焦手轮(图2-3-1中的13)，调节目镜与分划板之间的距离，以便在目镜视场中看到清晰的刻度线且无视差。

将平面反射镜放置在载物台上。注意放置方法不同时，调节载物台所选用的调平螺钉不同。按图2-3-5(a)所示放置时，调节调平螺钉A或B；按图2-3-5(b)所示放置时，调节调平螺钉A。

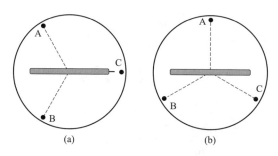

图2-3-5 平面镜的位置

旋紧载物台锁定螺钉(图2-3-1中的8)，使游标盘和载物台联动。转动游标盘(图2-3-1中的21)带动载物台旋转，望远镜对准载物台上的平面反射镜，找到绿色十字光源通过物镜发出的光经平面反射镜反射之后形成的绿色十字像。若十字光源不在物镜焦平面上，则看不到绿色十字像或仅能看见模糊的光团。通过望远镜物镜调焦旋钮(图2-3-1中的10)调节目镜的前后位置，使绿色十字像在目镜视野中成像最清晰并与刻度线无视差。

借助平面反射镜，精确调节望远镜光轴的水平。

转动游标盘带动载物台旋转180°，在平面反射镜的另一侧镜面中寻找到反射的绿色十字像。平面镜一般不正好与仪器转轴平行，如两侧都能看到绿色十字像，一般也并不与上十字准线重合。观察平面反射镜两侧所反射的绿色十字像的位置，进一步调节望远镜的光轴，方法和要点如下：

二分之一法：观察平面反射镜一侧所反射的绿色十字像，若其不在上十字准线处，如图2-3-6(a)所示，则可先调节载物台调平螺钉，使绿色十字像与上十字准线之间的距离缩小一半，如图2-3-6(b)所示；再调节望远镜倾角调节螺钉，使绿色十字像移至上十字准线处，如图2-3-6(c)所示；此时，望远镜光轴与平面镜垂直，此方法称为二分之一法。转动游标盘带动载物台旋转，观察平面镜另一侧所反射的绿色十字像是否与上十字准线重合，若不重合，则重复采用二分之一法进行调节，直到平面反射镜两侧反射的绿色十字像都在上十字准线处。

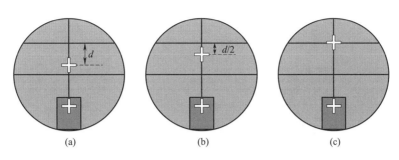

图 2-3-6 二分之一法示意图

由于平面反射镜的正反两面互相平行,此时平面反射镜必然垂直于水平面,望远镜光轴必然水平。这一步调节的核心是望远镜倾角调节螺钉,载物台的调节只是作为辅助。调节完成之后,在以后的任何步骤中都不能再对望远镜倾角调节螺钉进行调节,切记!

注意:望远镜倾角调节螺钉通过改变望远镜光轴的倾斜而改变两侧绿色十字像的整体高度,即如果通过调节它提高了平面镜一侧反射的绿色十字像,那么另一侧反射的绿色十字像也会随之提高。相反,调节载物台调平螺钉改变的是两侧绿色十字像的"相对距离",即如果通过调节它使一侧的绿色十字像上升,那么另一侧的绿色十字像就会下降(思考二分之一法调节有什么好处)。因此,在调节螺钉前,可以观察平面镜两侧的绿色十字像分别相对于上十字准线的位置,有目标地进行调节。

提示:如果不能在平面反射镜两侧都看见绿色十字像,可以先目测做判断。把载物台转到无法看到绿色十字像的那一侧,使平面镜稍偏离正对望远镜的方向,直接用眼睛观察平面镜中的绿色十字像。若能够看到平面镜中的绿色十字像时,视线高于望远镜镜筒,则可判断绿色十字像偏高,反之则偏低。结合另一侧能够看到的绿色十字像位置进行调节。为了保证在原来一侧能始终观察到绿色十字像,应在原来一侧进行调节,调节幅度不要太大,之后把载物台转到另一侧进行观察,两侧交替重复调节,直至都能看到绿色十字像。

(3)平行光管和狭缝装置的调节。

借助望远镜调节平行光管的光轴水平。

打开钠灯电源,预热至亮度稳定。移动钠灯,使出射光孔对准平行光管的狭缝,转动望远镜支架(图 2-3-1 中的 15),使望远镜镜筒正对平行光管。旋转平行光管物镜调焦旋钮(图 2-3-1 中的 3),调节狭缝装置与平行光管中物镜的距离,使望远镜中观察到清晰的狭缝像并与准线无视差,这时平行光管出射的就是平行光。调节狭缝宽度调节手轮(图 2-3-1 中的 25)得到细锐的狭缝像。

旋松狭缝锁定螺钉(图 2-3-1 中的 2),转动狭缝装置使狭缝像竖直,然后锁紧该螺钉。调节平行光管倾角螺钉,使狭缝像被中央水平线平分,如图 2-3-7 所示,此时平行光管的光轴与望远镜光轴平行,也即与分光计转轴垂直。此后不再调节平行光管倾角调节螺钉。

再次旋松狭缝锁定螺钉,转动狭缝装置使狭缝像竖直,然后再旋紧此螺钉。此时,狭缝像可与望远镜分划板中央竖线重合,且被中央水平线平分,如图 2-3-7(b)所示。

2. 三棱镜的调节

为使三棱镜的两个光学面(构成待测顶角)均与望远镜光轴垂直,需要再次调节载物台水平。为了便于调节,三棱镜的三个侧面应大致分别与载物台上的三个刻槽垂直放置,如图 2-3-8 所示。

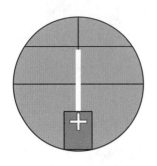

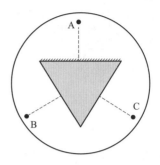

图 2-3-7　狭缝像示意图　　　　　　图 2-3-8　三棱镜的放置

转动游标盘带动载物台旋转,使望远镜对准某一光学面,调节该光学面下方的载物台调平螺钉,使该面与望远镜光轴垂直,此时该光学面反射的绿色十字像与分划板的上十字准线重合。然后再转动游标盘带动载物台旋转,将望远镜对准另一光学面,调节其下方的载物台调平螺钉,使该面反射的绿色十字像也与分划板的上十字准线重合,即三棱镜该面与望远镜光轴垂直。如此反复调节,直到三棱镜的两个光学面均与望远镜光轴垂直。

注意:由于三棱镜的两个光学面反射能力不及平面反射镜,因此在分划板上所成的绿色十字像亮度较弱,实验中应仔细观察。

提示:对于每个放置到载物台上的光学元件,要确保从它反射、折射或衍射出来的光线垂直于仪器转轴,都必须对载物台的水平进行新的调节。

3. 三棱镜的测量

(1) 三棱镜顶角的测量。

三棱镜调节完毕后,确认左右游标未被遮挡,旋紧游标盘制动螺钉(图 2-3-1 中的 23),将游标盘锁定。

利用平行光反射法测量时,平移三棱镜至图 2-3-9 所示位置,待测顶角处于载物台中心附近,磨砂面与平行光管大致垂直。旋紧望远镜与刻度盘联动螺钉(图 2-3-1 中的 18),转动望远镜支架,分别在图 2-3-3(a)所示望远镜位置 1 和望远镜位置 2 处观察到狭缝像,狭缝像与分划板中央竖线重合时,读取左右游标读数。

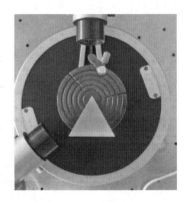

图 2-3-9　平行光反射法测量
三棱镜的顶角

利用自准法测量时,保持三棱镜位于载物台中心,将游标盘置于方便读数的位置,锁定游标盘和载物台。旋转望远镜,分别在图 2-3-3(b)所示望远镜位置 1 和望远镜位置 2 处观察到三棱镜光学面反射的绿色十字像,绿色十字像与分划板上十字准线重合时,读取左右游标读数。

选择一种测量方法,将测量数据填入表 2-3-1,依据测量方法选择计算三棱镜顶角的公式。

表 2-3-1　三棱镜顶角的测量

测量次数	读数所用游标	望远镜位置1	望远镜位置2	望远镜转角 φ	三棱镜顶角 α
1	左游标	$\theta_1 =$	$\theta_2 =$		$\alpha_1 =$
	右游标	$\theta'_1 =$	$\theta'_2 =$		
2	左游标	$\theta_1 =$	$\theta_2 =$		$\alpha_2 =$
	右游标	$\theta'_1 =$	$\theta'_2 =$		
平均					$\bar{\alpha} =$

望远镜的转角：$\varphi = \dfrac{1}{2}\left[(\theta_1 - \theta_2) + (\theta'_1 - \theta'_2)\right]$

平行光反射法：$\alpha = \varphi/2$

自准法：$\alpha = 180° - \varphi$

(2) 绿光最小偏向角和三棱镜折射率的测量（选做）。

用汞灯照亮狭缝。调节三棱镜水平后，转动载物台，参考图 2-3-4，使光线从一个光学面入射，从另一个光学面出射，使光线出射面大致垂直于平行光管。根据折射定律，判断折射光的大致出射方向，将望远镜转至该方位，从望远镜中可以看到清晰的彩色谱线，但此时的偏向角非最小值。

将望远镜分划板的中央竖线对准绿光谱线，缓慢向左或向右转动载物台，使谱线向汞灯白光入射方向靠近，即偏向角减小。用望远镜跟踪谱线，缓慢旋转载物台，当绿色谱线移动方向刚要出现逆转，即从向中央靠近变为远离时，出射光线与入射光线之间的夹角即为绿光的最小偏向角。在绿光谱线与分划板中央竖线重合时，读出谱线位置的左右游标读数。移去三棱镜，将望远镜对准平行光管，在狭缝像对准分划板中央竖线时，记录下入射白光位置的左右游标读数。将数据填入表 2-3-2。

表 2-3-2　绿光最小偏向角和折射率的测量

读数所用游标	绿光谱线位置	白光位置	最小偏向角 $\delta_{\min}$	绿光折射率 n
左游标	$\theta_1 =$	$\theta_2 =$	$\delta_{\min} =$	$n =$
右游标	$\theta'_1 =$	$\theta'_2 =$		

最小偏向角：$\delta_{\min} = \dfrac{1}{2}\left[(\theta_1 - \theta_2) + (\theta'_1 - \theta'_2)\right]$

折射率：$n = \sin\dfrac{\delta_{\min} + \alpha}{2} \Big/ \sin\dfrac{\alpha}{2}$

五、思考题

1. 在利用平面反射镜进行望远镜光轴的自准直调节时，如果看不到绿色十字像，可能的原因有哪些？

2. 为什么绿色十字像调节的目标位置是分划板的上十字准线，而不是中央水平线？

3. 平面镜一面反射的绿色十字像已经在上十字准线位置，为什么还要转动载物台，调节平面镜另一面反射的绿色十字像的位置？

4. 在已调好望远镜光轴与分光计转轴垂直以后，拧动载物台调平螺钉，会不会破坏这种垂直性？为什么？

5. 平行光管的水平是否可以先于望远镜进行调节？为什么？

六、参考资料

分光计的读数

分光计的读数系统包括可分别绕轴旋转的刻度盘和游标盘。游标盘可通过平行光管支架处的制动螺钉进行锁定，拧紧时不能再强制转动游标盘，否则会损坏仪器。测量时游标盘锁定，望远镜与刻度盘联动，从而确定光线的方向。

刻度盘圆周最小分度值为30′，游标盘上相隔180°的两个游标均为30 小格，与刻度盘上29 个分格相等，因此分光计读数系统的最小分度值为1′。读数方法和游标卡尺相同（见"实验2.1 长度的基本测量"）：先以游标零线为准，读出游标零线前的刻度盘角度值，再读出与刻度盘上刻线正好对齐的游标刻线的分值，二者之和为读数值。如图2-3-10 所示，游标零线前的刻度盘角度值为314°30′，游标上对齐的刻线为12′，此读数为314°42′。

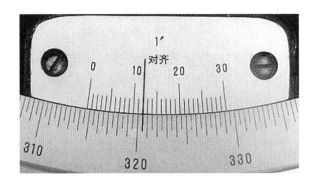

图2-3-10　刻度盘和游标盘的读数示例

注意每次读数都需要分别读出左右两个游标的读数。分光计出厂时已将刻度盘调到与仪器转轴垂直，但由于刻度盘中心和仪器转轴在制造和装配时不可能完全重合，因此在读数时会产生偏心差。刻度盘上的刻度均匀地刻在圆周上，如图2-3-11 所示，当刻度盘中心 O 与转轴 O' 重合时，由相差180°的两个游标读出的转角刻度数值相等，即 $AB = A'B'$。而当刻度盘偏离轴心时，由两个游标盘读出的转角刻度值不相等，即 $CD \neq C'D'$。由平面几何很容易证明 $(CD + C'D')/2 = AB = A'B'$，所以，在刻度盘直径上安置两个对称的游标，可消除这种偏心误差。

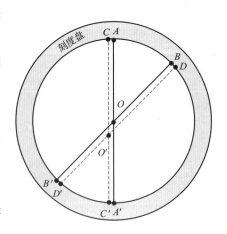

图2-3-11　刻度盘的偏心差

实验2.4　RC电路的暂态和稳态过程

现代医学离不开电学知识,为了更好地理解医学中纷繁复杂的电学信息,可以从最简单的物理模型学习。细胞膜电位存在极化与去极化过程,膜电位极化可类比为电容器的充电,去极化可类比为电容器的放电,静息电位内负外正,可以通过超微电极进行探测。电阻、电容器和电感是电学中三种基本的无源器件,研究RC电路的暂态与稳态过程是医用物理实验的重要内容,有助于类比理解生物电现象。

实验文件资源

一、实验目的

(1) 观察RC电路的暂态过程,掌握电路参数R、C、ω对充、放电过程中电容器两端电压波形的影响;用双踪示波器测定时间常数τ,明确其含义。

(2) 观察RC电路的稳态过程,定性了解电容器两端输出电压的幅度及相移随R、C、ω变化的规律。

二、实验仪器

双通道示波器、超低频信号发生器、交直流两用电阻箱、电容箱各1台,屏蔽电缆3根,导线1根,自行准备一张A4直角坐标纸。

三、实验原理

1. RC电路的暂态过程

阶跃电压作用于电阻与电容器组成的RC电路中,如图2-4-1所示,当开关K打在位置1时,电源将通过电阻对电容器充电,直到电容器两端的电压等于电源电动势E为止;当开关K打在位置2时,电容器将通过电阻放电,直到电容器两端的电压等于0为止,这样由一个稳态变化到另一个稳态的过程称为RC电路的暂态过程,充、放电曲线如图2-4-2所示。

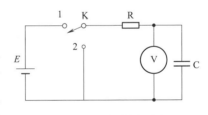

图2-4-1　电路原理图

在充、放电过程中,电容器C两端的电压U_C随时间的变化关系为

$$U_C = E(1 - e^{-t/RC}) \quad （充电过程） \tag{2-4-1}$$

$$U_C = E e^{-t/RC} \quad （放电过程） \tag{2-4-2}$$

电阻R上的电压U_R随时间的变化关系为

$$U_R = E e^{-t/RC} \quad （充电过程） \tag{2-4-3}$$

$$U_R = E(1 - e^{-t/RC}) \quad （放电过程） \tag{2-4-4}$$

式中,乘积RC称为RC电路的时间常数,用τ来表示,即$\tau = RC$,常数τ的大小决定了充、放电过程进行的快慢。

电容器充电过程如图2-4-2(a)所示,当$t = \tau$时,由式(2-4-1)可知,电容器两端的电压上

升为 $U_C(\tau) = (1-0.368)E = 0.632E$。所以,从充电过程看,$\tau$ 可以理解为 U_C 从零值上升到 $0.632E$ 所需要的时间。电容器放电过程如图 2-4-2(b)所示,当 $t = \tau$ 时,由式(2-4-2)可知,电容器上的电压下降为 $U_C(\tau) = E/e = 0.368E$。所以,τ 是 U_C 由 E 下降到 $0.368E$ 所需要的时间。在工程实际中,一般认为 $t = (4 \sim 5)\tau$ 时,电容器充电或放电过程结束,电路达到稳态。

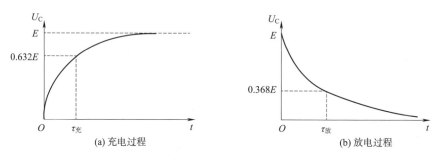

图 2-4-2 暂态过程

2. RC 电路的稳态过程

图 2-4-3 为研究 RC 电路稳态过程的等效电路。当正弦交流电 $U = U_0 \sin \omega t$ 输入到 RC 电路时,电容器两端的输出电压 U_C 的幅值及相位将随输入电压 U 的频率而变化。

如图 2-4-4 所示,在 RC 电路中,以电流 I 为参考,作 U_R、U_C 及 U 与 I 的相位关系图。U_C 及 U 之间的相位差 φ 满足下式:

$$\tan \varphi = \frac{U_R}{U_C} = \frac{IR}{I\dfrac{1}{C\omega}} = \omega RC \quad 及 \quad \frac{U_C}{U} = \cos \varphi \tag{2-4-5}$$

式中,ω 为 U、U_C 的角频率;相位差 φ 即为电路的相移;RC 为电路时间常数。

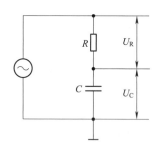 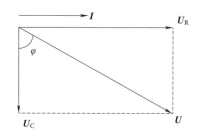

图 2-4-3 正弦输入时的等效电路　　图 2-4-4 电容器电压与信号源电压的相位关系

四、实验内容

1. RC 电路暂态过程的研究

(1)按图 2-4-5 所示线路图接线并设置好各控制器件。

超低频信号发生器:输出方波(代替图 2-4-1 中单刀双掷开关的作用),方波频率 $f = 1$ kHz($T = 1$ ms);电压 1.5 V(显示值为实际输出值)。50 Ω 输出接屏蔽线,黑色鳄鱼夹夹在电容箱屏蔽连接片上。

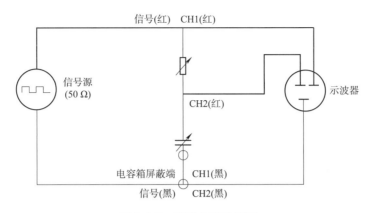

图 2-4-5 实验电路接线图

双通道示波器:各微调旋钮均置于"校正"位置,两通道垂直偏转因数均设为 0.5 V/DIV;扫描时间因数 0.2 ms/DIV,扫描增益为 1;两通道信号输入屏蔽线黑色鳄鱼夹夹在电容箱屏蔽连接片上。

连接导线,红色鳄鱼夹如图 2-4-5 连接。电容 $C = 0.1~\mu F$;输入方波 $f = 1~kHz(T = 1~ms)$;分别取三种不同的电阻 R(见表 2-4-1)。

表 2-4-1 RC 电路暂态过程 1

	$C = 0.1~\mu F$	输入方波 $f = 1~kHz(T = 1~ms)$	
R	100 Ω	1 kΩ	10 kΩ
充(放)电持续时间 t			
时间常数 τ			
t/τ			
分别分析波形特点			
整体分析			

示波器 CH1 通道显示的是输入的方波(电源电压),以此作为为参考波形,CH2 通道所显示的是 U_C 波形;两通道波形先上、下分开观察,然后使其基线重合(耦合方式接 GND 时两通道波形重合),此时,将输入的方波和 U_C 图形重叠在一起,按 1∶1 比例描记在毫米分格直角坐标纸上。从波形的陡峭程度、时间常数 τ 与充放电时间的比较、充放电完整性等方面给出三个波形及整体变化的分析说明。

(2)取 $R = 1~k\Omega, C = 0.1~\mu F$。分别取输入方波的频率为 200 Hz、1 kHz 和 10 kHz,示波器两通道垂直偏转因数均为 0.5 V/DIV,调节示波器扫描时间因数(见表 2-4-2),将输入的方波和 U_C 图形重叠在一起,按 1∶1 比例描记在毫米分格直角坐标纸上,并作处理和分析。

表 2-4-2 RC 电路暂态过程 2

	$R = 1~k\Omega$	$C = 0.1~\mu F$	
输入方波频率	200 Hz	1 kHz	10 kHz
扫描时间因数	1 ms/DIV	0.2 ms/DIV	20 μs/DIV
充(放)电持续时间 t			

续表

输入方波频率	200 Hz	1 kHz	10 kHz
时间常数 τ			
t/τ			
分别分析波形特点			
整体分析			

(3)测定 RC 电路的时间常数。

选取上面的 $R = 1\ \text{k}\Omega$，$C = 0.1\ \mu\text{F}$ 的充、放电过程的 U_C 电压波形图，测量 $\tau_{充}$ 及 $\tau_{放}$，并算出平均测定值 $\tau_{测} = (\tau_{充} + \tau_{放})/2$，根据 $\tau_{理} = (R+r)C$ 计算出其理论值，式中 r 为信号发生器的内阻(取 $r = 50\ \Omega$)。估算 $\tau_{测}$ 相对于 $\tau_{理}$ 的相对误差。

2. RC 电路稳态过程的研究

用示波器测量两个信号之间相位差的一种较方便精确的方法是利用双通道 CHOP 显示功能。电路仍如图 2-4-5 所示，信号源波形设为正弦波。示波器的 CH1 通道显示信号源波形，CH2 通道显示 U_C 波形，由信号发生器输出的信号 U 和 U_C 信号之间便产生一定的相移，即两者间产生一定的相位差。这时，示波器便显示出有一定相位差的两条同频率的正弦电压波形，如图 2-4-6 所示。

选择信号源波形作为参考波，把"触发源"开关置于 CH1 通道。此时，两个信号之间的相位差 φ 为

$$\varphi = \frac{\Delta L}{L} \times 360° \tag{2-4-6}$$

式中，ΔL 为 U_C、U 两个信号电压波形同相位点(如 0、π)与水平轴相交的两点间的距离；L 为信号一个周期对应的水平距离。

用 CHOP 双通道显示模式测量相位差时，两个输入电压信号的频率相同，信号幅度大小可以不同，这是该方法的一大优点；另外，对所有的频率，此法的测量精度都较高，尤其适用于测频率高于 100 kHz 的信号间的相位差。

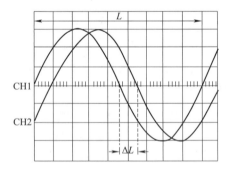

图 2-4-6 用 CHOP 模式显示信号间相位差

(1)观察 RC 电路在稳态过程中，相移 φ 与电路各参数的关系，以定量验证：

$$\tan\varphi = \frac{U_\text{R}}{U_\text{C}} = \frac{IR}{I\frac{1}{C\omega}} = \omega RC \text{ 及 } \frac{U_\text{C}}{U} = \cos\varphi \tag{2-4-7}$$

示波器各微调旋钮均置于"校正"位置,各推拉开关不放大或不扩展,合理设置示波器参数;按表 2-4-3 设置电路参数,测量 RC 电路的相移,数据填入表 2-4-3。

表 2-4-3　RC 电路稳态过程 1

电阻 R = 1 kΩ		电容 C = 0.1 μF	
信号频率 f = 1 kHz		信号电压 U =	
L =	格	ΔL =	格
$\varphi_{测}$ =		相对误差 ε =	
$\varphi_{理}$ =			

（2）定性验证公式(2-4-5)。

示波器各微调旋钮均置于"校正"位置,各推拉开关不放大或不扩展,垂直偏转因数 CH1 为 0.5 V/DIV、CH2 为 0.1 V/DIV(可灵活设置)。按表 2-4-4 设置电路中不变参数,调节需改变的参量,观察记录 U_C、φ 变化趋势。

表 2-4-4　RC 电路稳态过程 2

保持不变	需改变的参数	U_C 变化趋势	φ 变化趋势
C、ω	$R\uparrow$,由 1 kΩ → 10 kΩ		
R、ω	$C\uparrow$,由 0.1 μF → 1 μF		
C、R	$\omega\uparrow$		

注：$\omega = 2\pi f$。

五、思考题

1. 试用 $U_R = IR$ 及 $Q = CU_C$ 来说明 $\tau = RC$ 的单位是"秒"。

2. RC 电路中的储能元件是什么？耗能元件是什么？暂态过程中电流的变化规律是怎样的？

实验 2.5 静电场模拟

在科学研究和工程技术中,有时需要了解带电体周围静电场的分布情况,这对于电子管、示波器、电子显微镜等使用电子束器件的研究和设计具有至关重要的实际意义。一般来说,带电体的形状比较复杂,除了极简单的情况外,使用理论计算的方法往往十分困难甚至无法处理,因此实验测定成为实际工作中最常用的方法。但直接对静电场进行测量,也是相当困难的事情,原因有两个:第一,静电场不提供电流,无法用磁电式电表来测量;第二,仪器和测量探针的引入,必然改变原静电场分布。于是,人们在测量中常采用模拟法,即以相似性原理为依据,构造一个与研究对象的物理过程或物理现象相似的模型,通过对该模型的测试实现对研究对象的研究和测量。

模拟法本质上是用一种易于实现、便于测量的物理状态或过程,模拟不易实现、不便测量的状态或过程。本实验就是用稳恒电流场来模拟静电场。模拟法还可用于振动台模拟地震对工程结构强度的影响、电流场模拟水坝渗流等。

一、实验目的

(1) 掌握模拟法的思想。
(2) 用模拟法间接测绘无限长同轴圆柱形带电体的静电场分布。
(3) 用模拟法间接测绘两根平行的带有等量异号电荷的无限长直圆柱形带电体的静电场分布。

二、实验仪器

THME-3 型导电微晶静电场描绘仪。

三、实验原理

1. 用稳恒电流场模拟静电场的理论依据

稳恒电流场与静电场是两种不同性质的场,都可以引入电势 U 和电场强度 E 来描述,在一定的条件下,二者具有相似的空间分布。

对于静电场,电场强度在没有自由电荷的无源区域内满足积分关系:

$$\oiint_S \boldsymbol{E} \cdot \mathrm{d}\boldsymbol{s} = 0 \qquad \oint_L \boldsymbol{E} \cdot \mathrm{d}\boldsymbol{l} = 0$$

对于稳恒电流场,电流密度矢量在无源区域内也满足类似的积分关系:

$$\oiint_S \boldsymbol{J} \cdot \mathrm{d}\boldsymbol{s} = 0 \qquad \oint_L \boldsymbol{J} \cdot \mathrm{d}\boldsymbol{l} = 0$$

可以看出,电流场中的电流密度矢量 $\boldsymbol{J}$ 和静电场中的电场强度矢量 $\boldsymbol{E}$ 所遵从的物理规律具有相同的数学形式。当稳恒电流场空间内均匀地充满了电导率为 σ 的不良导体时,不良导体内的电场强度 $\boldsymbol{E}'$ 与电流密度矢量 $\boldsymbol{J}$ 遵循欧姆定律 $\boldsymbol{J} = \sigma \boldsymbol{E}'$。因此,静电场中的电场强度 $\boldsymbol{E}$

和稳恒电流场的电场强度 E' 在各自的区域中也具有相同的数学形式。由电动力学的理论可以严格证明：具有相同边界条件的相同方程，其解也相同。因此，可以用稳恒电流场来模拟静电场。下面通过具体实验来讨论这种等效性。

2. 无限长同轴圆柱形带电体的静电场模拟

（1）无限长同轴圆柱形带电体的静电场

如图 2-5-1(a) 所示，假设在真空中有一半径为 a 的无限长圆柱形带电体 A 和一个内径为 b 的无限长圆筒形带电体 B。它们同轴放置，分别带等量异号电荷，两带电体之间将产生静电场。两者的电势分别为 $U_A = U_0$ 和 $U_B = 0$（接地），电场的等势面是一系列同轴圆柱面。由于对称性，在垂直于轴线的任意截面 S 内，有均匀分布的辐射状电场线，如图 2-5-1(b) 所示。

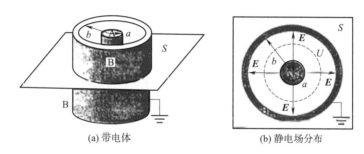

(a) 带电体　　　　　(b) 静电场分布

图 2-5-1　无限长同轴圆柱形带电体及其静电场分布

设内外圆柱面单位长度上所带电量分别为 $+\lambda$ 和 $-\lambda$，根据高斯定理，则内外柱面（A 和 B）间任意一点的电场强度为

$$E = \frac{\lambda}{2\pi\varepsilon_0 r}$$

式中，r 为两圆柱面间任意点距轴心的距离。

由电势差定义，两柱面间的电势差为

$$U_A - U_B = \int_a^b \boldsymbol{E} \cdot \mathrm{d}\boldsymbol{r} = \frac{\lambda}{2\pi\varepsilon_0}\ln\frac{b}{a} \tag{2-5-1}$$

将外筒接地，即 $U_B = 0$，则

$$U_A = \int_a^b \boldsymbol{E} \cdot \mathrm{d}\boldsymbol{r} = \frac{\lambda}{2\pi\varepsilon_0}\ln\frac{b}{a} \tag{2-5-2}$$

则两极之间离轴为 r 处任一点的电压为

$$U_r = \int_r^b \boldsymbol{E} \cdot \mathrm{d}\boldsymbol{r} = \frac{\lambda}{2\pi\varepsilon_0}\ln\frac{b}{r} \tag{2-5-3}$$

由上式可知，r 相同处电势相等。由式(2-5-2)和式(2-5-3)相除可以得到

$$U_r = U_A \frac{\ln(b/r)}{\ln(b/a)} \tag{2-5-4}$$

则距轴心 r 处的场强为

$$E_r = -\frac{\mathrm{d}U_r}{\mathrm{d}r} = \frac{U_A}{\ln(b/a)} \cdot \frac{1}{r} \tag{2-5-5}$$

（2）均匀导电圆盘的稳恒电流场

若圆柱形电极 A 与圆筒形电极 B 之间均匀地充满了一种电导率为 σ 的导电介质，且 A 和 B 分别与直流电源的正负极相连，则在 A、B 间就会形成径向电流，建立起一个稳恒电流场。下面证明上述电流场中任意点的电场强度 E'_r 与真空中无限长同轴圆柱形均匀带电体 A 和 B 间任意点的电场强度 E_r 是相同的。

取厚度为 h 的均匀导电圆盘为研究对象，如图 2-5-2(a) 所示，电阻率为 ρ（$\rho = 1/\sigma$），则任一半径为 r 的圆周到半径为 $r + \mathrm{d}r$ 圆周之间的电阻为

$$\mathrm{d}R = \rho \frac{\mathrm{d}r}{S} = \rho \frac{\mathrm{d}r}{2\pi rh} \tag{2-5-6}$$

从半径为 r 的圆柱层到半径为 b 的电极 B 之间的电阻为

$$R_{rB} = \frac{\rho}{2\pi h} \int_r^b \frac{\mathrm{d}r}{r} = \frac{\rho}{2\pi h} \ln \frac{b}{r} \tag{2-5-7}$$

则充满在电极 A 和 B 间的不良导体的总电阻为

$$R_{AB} = \frac{\rho}{2\pi h} \ln \frac{b}{a} \tag{2-5-8}$$

设从电极 A 到电极 B 的总电流为 I，根据欧姆定律，有

$$U'_{AB} = U'_A - U'_B = IR_{AB}$$

设 $U'_B = 0$，则电极 A 的电势为

$$U'_A = IR_{AB} \tag{2-5-9}$$

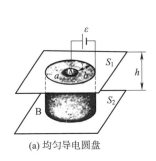
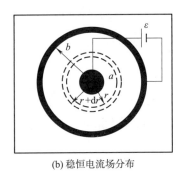

(a) 均匀导电圆盘　　　　(b) 稳恒电流场分布

图 2-5-2　均匀导电圆盘及其稳恒电流场分布

同理，半径为 r 处的电势为

$$U'_r = IR_{rB} \tag{2-5-10}$$

式(2-5-9)和式(2-5-10)相除可得

$$U'_r = U'_A \frac{R_{rB}}{R_{AB}} = U'_A \frac{\ln b/r}{\ln b/a} \tag{2-5-11}$$

则稳恒电流场的电场强度为

$$E'_r = -\frac{\mathrm{d}U'_r}{\mathrm{d}r} = \frac{U'_A}{\ln(b/a)} \cdot \frac{1}{r} \tag{2-5-12}$$

式(2-5-4)和式(2-5-11)形式相同，式(2-5-5)和式(2-5-12)形式相同，说明此稳恒电流场与真空中无限长同轴圆柱形带电体的静电场的电势和场强具有相同的数学表达式，这是用电流

场模拟静电场的依据。因此,只要测绘出该电流场的等势线(从而描绘出电场线)的分布情况,也就间接测绘出无限长同轴圆柱形均匀带电体的静电场的等势线(从而描绘出电场线)的分布情况。

3. 两根平行的带有等量异号电荷的无限长直圆柱形带电体的静电场模拟

两根平行的无限长圆柱形带电体 A、B 各带等量异号电荷,电势分别为 U_A、U_B,则在两带电体周围产生静电场,如图 2-5-3 所示。若处于电导率为 σ 的均匀导电介质中的两根无限长平行输电线 A 和 B 之间接上电源,A、B 之间会形成稳恒电流场。此电流场与上述两根平行带等量异号电荷的无限长直圆柱体产生的静电场分布相同。实验中,用导电电极对所在平面代替平行输电线截面。

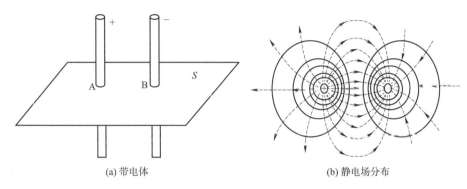

(a) 带电体 (b) 静电场分布

图 2-5-3 两根平行的带有等量异号电荷的无限长圆柱形带电体及其静电场分布

以上是边界条件相同的静电场与电流场的电势和场强分布相同的又一实例。形状复杂的带电体产生的静电场,用解析法计算非常困难,甚至是不可能的,这时用电流场模拟静电场将显示出很大的优越性。

4. 用稳恒电流场模拟静电场的条件

用稳恒电流场模拟静电场的条件可以归纳为下列三点:

(1)稳恒电流场中的电极形状应与被模拟的静电场中带电体几何形状相同。

(2)稳恒电流场中的导电介质应是不良导体且电导率分布均匀,并满足 $\sigma_{电极} \gg \sigma_{导电介质}$,才能保证电流场中的电极(良导体)的表面近似是一个等势面。

(3)模拟所用电极系统与被模拟的带电体系统具有相同的边界条件。

四、实验内容

1. THME-3 型导电微晶静电场描绘仪

如图 2-5-4 所示,THME-3 型导电微晶静电场描绘仪包括导电微晶、双层固定支架、同步探针等。支架采用双层式结构,上层放记录纸,下层放导电微晶。电极已直接制作在导电微晶上,并将电极引线接出到外接线柱上,导电微晶是导电率远小于电极导电率且各向均匀的导电介质。接通直流电源

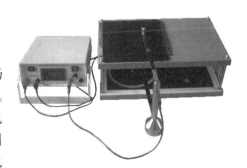

图 2-5-4 THME-3 型导电微晶静电场描绘仪

就可以进行实验。在导电微晶和记录纸上方各有一探针,通过金属探针臂把两探针固定在同一手柄座上,两探针始终保持在同一铅垂线上。移动手柄座时,可保证两探针的运动轨迹是一样的。由导电微晶上方的探针找到待测点后,按一下记录纸上方的探针,在记录纸上留下一个对应的标记。移动同步探针在导电微晶上找出若干电势相同的点,由此便可描绘出等势线。

2. 无限长同轴圆柱形均匀带电体静电场的描绘

(1)打开电源开关,调节电压到 10.00 V。

(2)根据实验项目选用相应的电极板,在对应记录电极架上放好胶垫,铺平白纸,用磁条压住。移动双层同步探针,寻找 1.00 V 电势点。压下上探针打点,然后移动同步探针选取其他等势点打点,即可描出一条 1.00 V 等势线。

(3)选择恰当的测点间距,分别测绘 2.00 V、3.00 V、4.00 V、5.00 V、6.00 V、8.00 V 等不同电势值对应的各等势点,利用记录的等势点描绘等势线,进而画出电场线。

(4)测量各等势点到圆心的距离 r,求得平均半径 $\bar{r}$,计算 $\ln \bar{r}$。将测量数据和计算结果填入表 2-5-1。

(5)作 U-$\ln \bar{r}$ 图,用 Excel 拟合直线,求得直线的斜率,即 $k_{测量}$。将其与理论计算值 $k_{理论}$ 进行比较,求出其相对误差。

表 2-5-1 均匀导电圆盘等势点位置测量

r(cm)	U(V)						
	1.00	2.00	3.00	4.00	5.00	6.00	8.00
r_1							
r_2							
r_3							
r_4							
r_5							
r_6							
r_7							
r_8							
$\bar{r}$							
$\ln \bar{r}$							

注意:数据保留到小数点后两位。

小圆电极外半径 $r_a = 0.50$ cm, $U_a = 10.00$ V;

大圆电极内半径 $r_b = 7.50$ cm, $U_b = 0.00$ V。

$$k_{理} = \frac{\ln \dfrac{r_b}{r_a}}{U_b - U_a} = \underline{\qquad};$$

$k_{测} = \underline{\qquad}$(由 U-$\ln \bar{r}$ 图上找斜率);

相对误差 $E_k = \dfrac{|k_{理} - k_{测}|}{k_{理}} \times 100\% = \underline{\qquad}$。

3. 两根平行的带有等量异号电荷的长直圆柱形带电体静电场的描绘（选做）

(1) 测绘 2.00 V、4.00 V 和 6.00 V 等不同电势值对应的各等势点,每组的点数可按先定性后定量的测量方法根据曲线的曲率来确定,曲率大的地方测绘点数要多些。

(2) 利用记录的等势点描绘等势线,进而画出电场线。

(3) 测试结束关闭电源,整理好导线和电极。

注意:

(1) 记录纸一定要铺平,并用磁条压住。

(2) 移动同步探针的过程中应将其放松,使之轻触或脱离导电板,以免划坏导电板。

(3) 记录位置点时按动探针用力,以能看到清晰刻点为准。

五、思考题

1. 用电流场模拟静电场的理论依据是什么?

2. 用电流场模拟静电场的条件是什么?

3. 等势线疏密程度与电场强度有什么关系?

4. 如将实验中使用的电源电压加倍或减半,等势线和电场线的形状是否会发生变化?电场强度和电势的分布是否发生变化?为什么?

5. 应怎样选取用以记录电势的点,以便使所选的点具有代表性,而且能方便地画出等势线和电场线?如何在坐标纸上确定圆柱形电极的圆心?

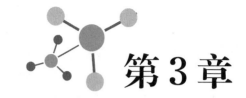

第 3 章

综合性实验

本章包含七个实验,内容涉及力学、电磁学、光学和近代物理等领域。通过这些实验能提升学生综合运用不同实验知识和技能的能力。

实验 3.1　拉伸法测金属的杨氏模量

杨氏模量(Young's modulus),一般又称弹性模量,是表征材料在弹性限度内纵向抗拉或者抗压性能的物理量。杨氏模量越大,材料越不容易发生形变。杨氏模量的大小仅取决于材料本身的物理性质,不受载荷和形变大小影响。1807 年,英国物理学家托马斯·杨(Thomas Young,1773—1829)提出了弹性模量的定义,为此后人将弹性模量称为杨氏模量。

杨氏模量作为材料力学性能的指标之一,是工程技术设计中重要的参数。杨氏模量的测量对研究金属材料、半导体材料、纳米材料、陶瓷等各种材料的力学性质具有重要的意义。它在材料工业、机械设计及制造、生物力学、地质学等领域也有广泛的应用。

测定材料的杨氏模量的方法有很多,如静态拉伸法、牛顿环法、弯曲法和动力学法等,每种方法各有特点,适合不同的应用环境。本实验将采用静态拉伸法测量金属丝的杨氏模量,并使用光杠杆法测量金属丝在拉力作用下的微小变形。

实验文件资源　　观看微课

一、实验目的

(1)学习用静力学方法——拉伸法测定金属丝的杨氏模量。
(2)了解用光杠杆法测量微小长度变化的原理及具体应用。
(3)掌握间接测量量不确定度的计算。

二、实验仪器

拉伸架及钢丝、砝码托钩及每个 1 kg 的砝码(9 个)、光杠杆、望远镜及钢直尺组合仪、千分尺、钢卷尺、台灯。

杨氏模量仪示意图如图 3-1-1 所示。

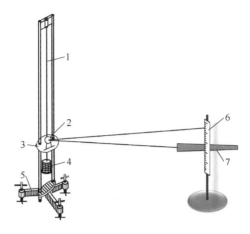

图 3-1-1 杨氏模量仪示意图
1—金属丝；2—光杠杆；3—固定平台；4—砝码；5—调节支架；6—标尺；7—望远镜

三、实验原理

1. 拉伸法测杨氏模量

在外力作用下，所有物体都会所发生形变。若除去外力后，形变能完全消失，这种形变称为弹性形变。纵向拉伸或压缩是弹性形变中最简单的一类，其弹性模量称为杨氏模量，有时也称为纵向弹性模量，为正应力与线应变的比值。

假设有一根长为 L 的金属丝，横截面积为 S，若沿轴向方向受外力 F 作用，金属丝伸长量为 ΔL。作用在单位面积上的弹性内力称为应力，与截面垂直时称为正应力。以 σ 表示，满足 $\sigma = F/S$。

单位长度的伸长量（相对伸长量）$\varepsilon = \Delta L/L$ 即为线应变，则杨氏模量 E 为

$$E = \frac{\sigma}{\varepsilon} = \frac{F/S}{\Delta L/L} \tag{3-1-1}$$

实验表明，E 与 F、S 及 L 无关，仅取决于固体材料的性质。

根据式(3-1-1)，杨氏模量 E 的计算需要测出外力 F、金属丝原长 L 和横截面积 S，以及金属丝的伸长量 ΔL。其中 F、S、L 用一般方法就能测得，但由于 ΔL 很小，无法用一般方法及量具直接准确测得，因此准确测量该值是本实验的关键。本实验使用的方法是光杠杆法，即利用光学放大法，将 ΔL 放大后进行测量。

2. 光杠杆法测量微小长度

光杠杆是一个带有平面镜的支架，其下面的薄钢片或两个尖脚放在固定平台的沟槽内，插杆尖脚放在夹紧金属丝的圆柱体(位于固定平台圆孔内，可自由升降)顶面上，如图3-1-2(a)所示。当砝码托钩上增加(或减少)砝码后，金属丝将伸长(或缩短)，光杠杆的插杆尖脚端也随圆柱体一同下降(或上升)，使平面镜的仰角发生变化，则用标尺和望远镜观察得到的标尺读数也会随之变化。

光杠杆法的测量原理如图 3-1-2(b)所示，图中 D 是光杠杆的薄钢片或两尖脚连线中点到标尺的距离，b 为光杠杆的插杆尖脚到薄钢片或两尖脚连线的距离。假定开始时平面镜的法线 On_0 与望远镜的光轴处于同一水平线，此时在望远镜中可以观察到标尺上的读数线 n_0。

当金属丝伸长后,光杠杆的插杆尖端随金属丝下落 ΔL,带动平面镜从 M 位置转一角度 α 至 M',则平面镜法线 On_0 也转过同一角度 α。根据光的反射定律,此时从望远镜的标尺读数是 n,$\angle n_0 On = 2\alpha$。当 α 很小时

$$\alpha \approx \tan \alpha = \frac{\Delta L}{b}$$

$$2\alpha \approx \tan 2\alpha = \frac{\Delta n}{D}$$

消去 α,得

$$\Delta L = \frac{b}{2D}\Delta n \tag{3-1-2}$$

式中,$2D/b$ 为光杠杆装置的放大倍数。当取 D 远大于 b,标尺读数的变化量 Δn 也会远远大于微小伸长量 ΔL,可以用望远镜从标尺上直接读出。在实验中,通常 b 为 4~8 cm,D 为 1~2 m,放大倍数可达 25~100。

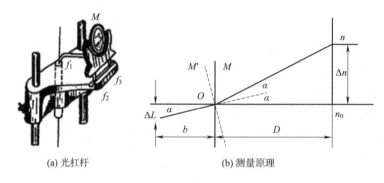

(a) 光杠杆　　　　　(b) 测量原理

图 3-1-2　光杠杆及其测量原理

以上就是用光杠杆及望远镜测量微小伸长量的方法——光杠杆法。将式(3-1-2)代入式(3-1-1),得

$$E = \frac{2FLD}{Sb\Delta n}$$

由于金属丝横截面积 $S = \pi d^2/4$(d 为金属丝直径),因此

$$E = \frac{8FLD}{\pi d^2 b \Delta n} \tag{3-1-3}$$

四、实验内容

1. 仪器的调整

(1)调整拉伸架,使金属丝铅直。

(2)在砝码托钩上先加 1 kg 砝码(不计入所加拉力 F 之内),使原本稍有弯折的金属丝基本拉直。

(3)把光杠杆插杆长度调合适并紧固好,镜下钢片或两个尖脚应落在平台浅槽中,插杆尖脚要放在圆柱体的顶面上接近金属丝(但不可触及)处,并注意不能使其嵌放在圆柱体顶面的辐射状缝中(为什么?),使平面镜大致垂直于平台面,插杆大致平行于平台面,调整并紧固好

各有关螺钉。

(4) 望远镜、光杠杆和标尺的调节。

① 调节目镜使望远镜视野中十字叉丝像清晰,望远镜架上的标尺距光杠杆镜面 1.8~2.0 m。

② 望远镜对准光杠杆镜面 M,目测望远镜镜筒光轴大致与镜面垂直且成水平。

③ 微调光杠杆镜面的俯仰角度和望远镜及标尺的位置及方位,使得在望远镜上方沿镜筒瞄准线看过去能看到在光杠杆镜面中标尺(约与望远镜光轴等高的部分)的像。

④ 仔细调节望远镜右侧的物镜调焦旋钮,使望远镜视野中标尺像清晰无视差,标尺刻线应与叉丝水平线平行。

⑤ 用台灯照亮标尺上需读数的部分(大致与望远镜镜筒等高的那段),并注意不要影响本组及邻组的光路及观察的方便。

⑥ 在以下测量过程未完成前,不得再变动望远镜、标尺、光杠杆平面镜等的位置。

2. 测量步骤

(1) 记录实验开始时(此时砝码托钩上有一块砝码)望远镜中的标尺读数 n_0',以后每加 1 kg 砝码记录标尺读数 n_i' (i = 1, 2, 3,…, 7),直至砝码托钩上有 8 个砝码为止。继续增加一个砝码,稍待片刻后取下,再稍待片刻后,记录减重开始时的标尺读数 n_i'',然后每次减少 1 kg 砝码,记录相应的标尺读数 n_i''。取增重和减重时对应于同一荷载,两读数的平均值 $n_i = (n_i' + n_i'')/2$。将测量数据和计算结果填入表 3-1-1。

表 3-1-1　金属丝伸长量的测量

北京地区重力加速度:g = 9.802 m/s²。

i	$F_i = img(N)$	增重时 n_i'(mm)	增重时 n_i''(mm)	$n_i = (n_i' + n_i'')/2$(mm)	$\Delta n_i = n_i - n_0$(mm)
0					
1					
2					
3					
4					
5					
6					
7					

注:i = 0 时砝码托钩上已有一个砝码,每个砝码的质量为 1 kg。

注意:加减砝码时须轻稳,以免产生冲击载荷或使金属丝扭转、振动或使砝码坠落。

(2) 用螺旋测微计测量金属丝的直径 d,在不同位置及方位测 6 次,取平均值。将测量数据和计算结果填入表 3-1-2。

表 3-1-2　金属丝直径的测量

i	零点读数 A(mm)	测量读数 d_i(mm)	$d = d_i - \overline{A}$(mm)
1			
2			
3			

续表

i	零点读数 A(mm)	测量读数 d_i(mm)	$d = d_i - \bar{A}$ (mm)
4			
5			
6			
算术平均值	$\bar{A}=$		$\bar{d}=$
不确定度	$u_A(d)=$	$u_B(d)=$	$u(d)=$
金属丝直径 d			

(3)用钢卷尺测量引起形变部分的金属丝的长度 L，及光杠杆插杆尖脚到平面镜的长度 b，用钢卷尺测量光杠杆镜面到标尺的垂直距离 D。将测量数据填入表3-1-3。

表3-1-3 金属丝、光杠杆长度的测量

项 目	金属丝长度 L	光杠杆镜面到标尺的距离 D	光杠杆尖脚到钢片的距离 b
单次测量量(m)			
Δ (m)	0.002	0.005	0.000 5
测量结果			

3. 最小二乘法计算金属丝的杨氏模量

金属丝的不同荷载与望远镜中标尺读数变化之间的关系可根据式(3-1-4)获得：

$$\Delta n = \left(\frac{8LD}{\pi d^2 bE}\right) \cdot F = k \cdot F \tag{3-1-4}$$

以金属丝荷载 F_i 为横坐标，对应标尺读数变化 Δn_i 为纵坐标，作图并采用最小二乘法拟合直线。由拟合直线的斜率 k(同时计算 k 的不确定度)计算杨氏模量 E 的最佳值。

$$k = \bar{k} \pm u(k) = \underline{\qquad}(m/N)$$

$$\bar{E} = \frac{8\,L_{单次}\,D_{单次}}{\pi\,d^2\,b_{单次}\,\bar{k}} = \underline{\qquad}(N/m^2)$$

计算相对不确定度：

$$\frac{u(E)}{\bar{E}} = \sqrt{\left[\frac{u(k)}{\bar{k}}\right]^2 + \left[\frac{u(L)}{L_{单次}}\right]^2 + \left[\frac{u(D)}{D_{单次}}\right]^2 + \left[2\frac{u(d)}{\bar{d}}\right]^2 + \left[\frac{u(b)}{b_{单次}}\right]^2} = \underline{\qquad};$$

计算标准不确定度：$u(E) = \dfrac{u(E)}{\bar{E}} \cdot \bar{E} = \underline{\qquad}(N/m^2)$；

测定结果：$E = \bar{E} \pm u(E) = \underline{\qquad}(N/m^2)$。

五、思考题

1. 材料相同，但粗细、长度不同的两根金属丝，它们的杨氏模量是否相同？
2. 光杠杆有什么优点？怎样提高光杠杆测量微小长度变化的灵敏度？
3. 试总结，为了能在望远镜中始终看清标尺刻度，反射镜面、标尺面望远镜轴之间应有哪些关系？反射镜高、望远镜高有何要求？

4. 如何准确测量光杠杆尖脚到钢片或尖脚连线的距离 b？

六、参考资料

常用材料的杨氏模量和泊松比见表 3-1-4。

表 3-1-4 常用材料的杨氏模量和泊松比参考值

名称	杨氏模量 E（GPa）	泊松比 μ
铸铁	100	0.211
不锈钢	190	0.305
镁	44.8	0.35
镍	207	0.291
玻璃	46.2	0.245
黄铜	106	0.324
铜	119	0.326
石墨	36.5	0.425
钛	102.04	0.3
钨	344.7	0.28
木材	11	0.33

* 数据来源于 adams 材料库。

实验3.2　霍尔效应实验

霍尔效应是导电薄片材料中的载流子与磁场相互作用而产生电势差的现象。1879年美国霍普金斯大学研究生霍尔（Edwin Herbert Hall）在研究金属导电机理时发现了这种电磁现象，故称霍尔效应。后来有人利用霍尔效应制成测量磁场的磁传感器，但因金属的霍尔效应太弱而未能得到实际应用。随着半导体材料和制造工艺的发展，人们又利用半导体材料制成霍尔元件。在磁场、磁路等磁现象的研究和应用中，霍尔效应及其元件是不可缺少的，利用它观测磁场直观、干扰小、灵敏度高、效果明显，广泛用于电动控制、电磁测量以及非电学量的测量方面。

在医学方面，人们利用霍尔效应研制了一种精密的测量血液流速的仪器——电磁血流量计。利用它可以较为准确地测得流过血管的血流量。但是，电磁血流量计在使用时需要将血管暴露在体外，因此它一般用于动物实验和心脏、动脉手术。此外，电磁泵也是基于霍尔效应制成的，它是一种利用导电液体上的电磁力来传输导电液体的装置，在医学上常被用来输送血液或其他电解质溶液。这种装置没有任何机械运动部件，不会使血液中的细胞受到损害，而且可以全部密封，避免了污染，在人工心肺机和人工肾装置中常用它来输送血液。

实验文件资源

观看微课

一、实验目的

（1）了解霍尔效应及霍尔元件有关参数的含义。
（2）掌握霍尔电压 V_H 与霍尔元件工作电流 I_s、磁感应强度 B 及励磁电流 I_M 之间的关系。
（3）基本掌握利用霍尔效应测量磁感应强度 B 及磁场分布。

二、实验仪器

霍尔效应测试仪、霍尔效应实验架。

三、实验原理

在均匀磁场 B 中放入通有电流的导体或半导体薄片，使薄片平面垂直于磁场方向，薄片的两侧会产生一个电势差，这种现象称为霍尔效应。如图3-2-1所示，磁场 B 沿 z 的正向，与之垂直的半导体薄片上沿 x 正向通以电流 I_s（称为工作电流），假设载流子为电子（N型半导体材料），沿着与电流 I_s 相反的 x 负向运动，平均速率为 v。

由于洛伦兹力 f_L 作用，电子向图中虚线箭头所指的位于 y 轴负方向的 D 侧偏转，并使 D 侧形成电子积累，而相对的 C 侧形成正电荷积累。与此同时，运动的电子还受到积累的异种电荷产生的电场力 f_E 的作用。随着积累电荷的增加，f_E 增大，当 $f_L = f_E$ 时，电荷积累达到动态平衡。这时在 C、D 两端面之间建立的电场称为霍尔电场 E_H，相应的电势差称为霍尔电势差 V_H，也称霍尔电压，即

$$V_H = vBl \tag{3-2-1}$$

设霍尔元件厚度为 d，载流子数密度为 n，载流子电荷量为 e，则霍尔元件工作电流为

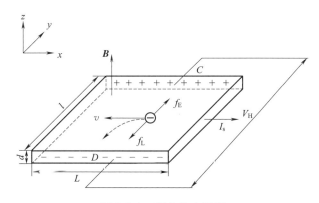

图 3-2-1　霍尔效应原理

$$I_s = nevld \tag{3-2-2}$$

由(3-2-1)、(3-2-2)两式可得

$$V_H = \frac{I_s B}{ned} = R_H \frac{I_s B}{d} = K_H I_s B \tag{3-2-3}$$

式中，$R_H = \dfrac{1}{ne}$ 称为霍尔系数；$K_H = \dfrac{R_H}{d}$ 称为霍尔元件的灵敏度，它表示霍尔元件在单位磁感应强度和单位工作电流下的霍尔电压大小，其单位是 mV/(mA·T)，一般要求 K_H 越大越好。由于金属的电子数密度 n 很高，所以它的 R_H 或 K_H 都不大，因此不适宜作为霍尔元件。此外，元件厚度 d 越薄，K_H 越高，所以制作时往往采用减小 d 的办法来增加灵敏度，但也不能认为 d 越薄越好，因为此时元件的输入和输出电阻将会增加。

若在测量时已知电流强度，并对霍尔电压进行测量，根据(3-2-3)式，就可计算出未知的磁感应强度。

四、实验内容

1. 按仪器面板上的文字和符号提示将霍尔效应测试仪与霍尔效应实验架正确连接

(1) 如图 3-2-2 所示，将霍尔效应测试仪面板右下方的励磁电流 I_M 的直流恒流源输出端(0~0.5 A)，接霍尔效应实验架上的 I_M 输入端。

(2) "测试仪"左下方供给霍尔元件的工作电流 I_s 的直流恒流源(0~3 mA)输出端，接"实验架"上 I_s 输入端。

(3) "测试仪" V_H、V_σ 测量端，接"实验架"中部的 V_H、V_σ 输出端。

注意：以上三组线千万不能接错，以免烧坏元件。

(4) 用一边是分开的接线插，一边是双芯插头的控制连接线与测试仪背部的插孔相连接。

2. 研究霍尔效应与霍尔元件特性

(1) 测量霍尔元件的零位(不等位)电势差 V_0 和不等位电阻 R_0。

① 将测试仪上的转换开关置于 V_H，用连接线将中间的霍尔电压输入端短接，调节调零旋钮使电压表显示 0.00 mV。

② 将励磁电流 I_M 调节到最小。

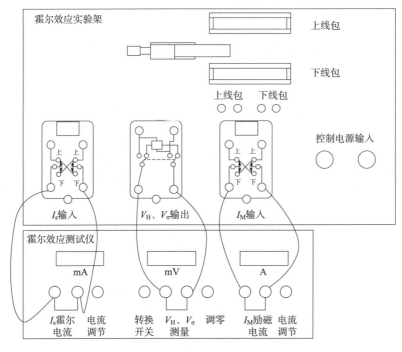

图 3-2-2　霍尔效应实验图

③ 将连线接回 1 中连线,调节霍尔元件工作电流 $I_s = 3.00$ mA,利用 I_s 换向开关改变工作电流输入方向,分别读出零位霍尔电压 V_{01}、V_{02},并计算不等位电阻:

$$R_{01} = \frac{V_{01}}{I_s}, \quad R_{02} = \frac{V_{02}}{I_s} \tag{3-2-4}$$

(2) 测量霍尔电压 V_H 与工作电流 I_s 的关系。

① 先将 I_s、I_M 都调零,调节中间的霍尔电压表,使其显示为 0 mV。

② 将霍尔元件移至双线圈中心(标尺指示 55 mm,实验过程不要移动垂直标尺),调节 $I_M = 500$ mA,$I_s = 0.50$ mA,按表 3-2-1 中 I_s、I_M 正负情况切换实验架上开关的方向,分别测量霍尔电压 V_H 值(V_1,V_2,V_3,V_4)填入表中。以后 I_s 每递增 0.50 mA,测量一次 V_1,V_2,V_3,V_4 值。绘出 V_H-I_s 曲线,验证线性关系。

表 3-2-1　霍尔电压随工作电流变化关系($I_M = 500$ mA)

I_s(mA)	V_1(mV) $+I_s$ $+I_M$	V_2(mV) $-I_s$ $+I_M$	V_3(mV) $-I_s$ $-I_M$	V_4(mV) $+I_s$ $-I_M$	$V_H = \frac{\|V_1\| + \|V_2\| + \|V_3\| + \|V_4\|}{4}$(mV)
0.50					
1.00					
1.50					
2.00					
2.50					
3.00					

(3) 测量霍尔电压 V_H 与励磁电流 I_M 的关系。

① 先将 I_M、I_s 调零,调节 I_s 至 3.00 mA。

② 调节 I_M = 100 mA,150 mA,200 mA,…,500 mA(间隔为 50 mA),分别测量霍尔电压 V_H 值填入表 3-2-2 中。

③ 根据表 3-2-2 中所测得的数据,绘出 V_H-I_M 曲线,验证线性关系的范围,分析当 I_M 达到一定值以后,V_H-I_M 直线斜率变化的原因。

表 3-2-2 霍尔电压随励磁电流变化关系(I_s = 3.00 mA)

I_M(mA)	V_1(mV) +I_s +I_M	V_2(mV) -I_s +I_M	V_3(mV) -I_s -I_M	V_4(mV) +I_s -I_M	$V_H = \dfrac{\lvert V_1 \rvert + \lvert V_2 \rvert + \lvert V_3 \rvert + \lvert V_4 \rvert}{4}$ (mV)
100					
150					
200					
250					
300					
350					
400					
450					
500					

3. 测量通电双线圈中磁感应强度 B 的分布

实验时,将实验架和测试仪的转换开关置于 V_H。

(1) 先将 I_M、I_s 调零,调节测试仪中间的霍尔电压表,使其显示为 0 mV。

(2) 将霍尔元件置于通电双线圈中心线上,调节 I_M = 500 mA,I_s = 3.00 mA,测量相应的 V_H。

(3) 将霍尔元件以双线圈中心位置(标尺指示 55 mm 处)为中心点左右移动标尺,每隔 5 mm 选一个点,测出相应的 V_H,填入表 3-2-3。

表 3-2-3 霍尔电压随位置变化关系(I_s = 3.00 mA　I_M = 500 mA)

X(mm)	V_1(mV) +I_s +I_M	V_2(mV) -I_s +I_M	V_3(mV) -I_s -I_M	V_4(mV) +I_s -I_M	$V_H = \dfrac{\lvert V_1 \rvert + \lvert V_2 \rvert + \lvert V_3 \rvert + \lvert V_4 \rvert}{4}$ (mV)
40					
45					
50					
55					
60					
65					
70					

(4) 根据上面所测 V_H 值（K_H 出厂时已给出），由公式 $V_H = K_H I_s B$ 得到

$$B = \frac{V_H}{K_H I_s} \tag{3-2-5}$$

计算出各点的磁感应强度，并绘 B-X 图，得出通电双线圈内 **B** 的分布。

五、思考题

1. 为什么霍尔元件一般采用半导体制作？
2. 若已知霍尔元件的工作电流 I_s 及磁感应强度 **B** 的方向，如何判断霍尔元件的导电类型？

六、参考资料

1. 不等位电势差 V_0

制作时两个霍尔电极不可能绝对对称地焊在霍尔元件两侧[见图 3-2-3(a)]、霍尔元件电阻率不均匀、工作电流电极的端面接触不良[见图 3-2-3(b)]等原因都可能造成霍尔元件 C、D 两端面不处在同一等位面上，此时虽未加磁场，但 C、D 间存在零位（不等位）电势差 V_0，$V_0 = I_s R_0$，R_0 是两端面间不等位电阻。由此可见，在 R_0 确定的情况下，V_0 与 I_s 的大小成正比，且其正负随 I_s 的方向而改变。

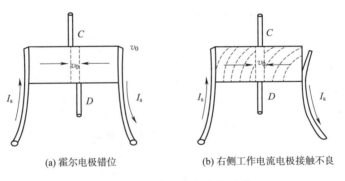

(a) 霍尔电极错位　　　　(b) 右侧工作电流电极接触不良

图 3-2-3　不等位电势差的形成

2. 埃廷斯豪森效应

当元件 x 方向通以工作电流 I_s，z 方向加磁场 B 时，霍尔元件内的载流子速度有快有慢。在到达动态平衡时，载流子将在洛伦兹力和电场力的共同作用下，沿 y 轴分别向相反的两侧偏转，如图 3-2-4 所示。这些载流子的动能将转化为热能，使两侧的温升不同，因而造成 y 方向上两侧的温差 ($T_C - T_D$)。因为霍尔元件和电极两者材料不同，元件和电极之间形成温差电偶，这

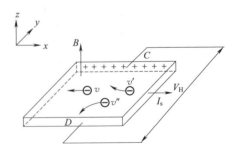

图 3-2-4　埃廷斯豪森效应

一温差在 C、D 间产生温差电动势 V_E，$V_E \propto I_s B$。这一效应称为埃廷斯豪森效应，V_E 的大小与正负与 I_s、B 的大小和方向有关。图中载流子速度 $v'' > v > v'$，洛伦兹力不同，霍尔电场力相

同,于是偏转方向不同。

3. 伦斯脱效应

由于工作电流 I_s 的两个电极与霍尔元件的接触电阻不同,I_s 在两电极处将产生不同的焦耳热,引起两电极间的温差电动势,此电动势又产生温差电流(又称热电流)Q,热电流在磁场作用下将发生偏转,结果在 y 方向上产生附加的电势差 V_N,且 $V_N \propto QB$。这一效应称为伦斯脱效应,V_N 的符号只与 B 的方向有关。

4. 里纪-勒杜克效应

如上所述,霍尔元件在 x 方向有温度梯度,引起载流子沿梯度方向扩散而有热电流 Q 通过元件,在此过程中载流子在 z 方向的磁场 B 作用下,在 y 方向引起类似埃廷斯豪森效应的温差 $T_C - T_D$,由此产生的电势差 $V_R \propto QB$,其符号与 B 的方向有关,与 I_s 的方向无关,这个效应称为里纪-勒杜克效应。

为了减少和消除以上效应的附加电势差,利用这些附加电势差与霍尔元件工作电流 I_s、磁场 B(即相应的励磁电流 I_M)的关系,采用对称(交换)测量法进行测量,除埃廷斯豪森效应以外的其他副效应产生的电势差会全部消除,但在非大电流、非强磁场下,$V_H \gg V_E$,因而 V_E 可以忽略不计,由此可得

$$V_H \approx V_H + V_E = \frac{V_1 - V_2 + V_3 - V_4}{4}$$

一般情况当 V_H 较大时,V_1 与 V_3 同号,V_2 与 V_4 同号,而两组数据反号,故求四次测量值的绝对值的平均值即可,即

$$V_H = \frac{V_1 - V_2 + V_3 - V_4}{4} = \frac{|V_1| + |V_2| + |V_3| + |V_4|}{4}$$

七、拓展阅读

1880 年,埃德温·赫伯特·霍尔(Edwin Herbert Hall)发现反常霍尔效应。

1980 年,德国物理学家冯·克利青(Klaus von Klitzing)发现量子霍尔效应,并因此获得 1985 年诺贝尔物理学奖。

随后,美国贝尔实验室的霍斯特·斯特默(Horst L. Stormer)、普林斯顿大学的美籍华人崔琦发现分数量子霍尔效应,美国斯坦福大学的罗伯特·劳克林(Robert B. Laughlin)对该效应提出了理论解释,三人因此获得 1998 年诺贝尔物理学奖。

英国曼彻斯特大学的安德烈·海姆(Andre Geim)和康斯坦丁·诺沃肖洛夫(Konstantin Novoselov)发现半整数量子霍尔效应,因此获得 2010 年诺贝尔物理学奖。

2013 年,清华大学的薛其坤团队发现量子反常霍尔效应。

2018 年,修发贤课题组在拓扑半金属砷化铬纳米片中观测到由外尔轨道形成的新型三维量子霍尔效应。

2019 年,张立源、乔振华、杨声远等研究组在碲化锆块体单晶体材料中观测到三维量子霍尔效应的明确证据。

实验 3.3　磁场测量

磁场测量是电磁测量技术的一个重要分支。在工业生产和科学研究的许多领域都涉及磁场测量问题,如磁悬浮列车、磁导航、同位素分离、质谱仪、电子束和离子束加工装置、受控热核反应以及人造地球卫星等,甚至在医学和生物学方面也有应用。例如,磁场疗法利用心磁图、脑磁图来诊断疾病,分析环境磁场对生物和人体的作用,以及磁现象与生命现象的研究等,都需要应用磁场测量技术。

数十年来,磁场测量技术发展很快,目前常用的磁场测量方法有十余种,如电磁感应法、核磁共振法、霍尔效应法、磁通门法、光泵法、磁光效应法以及超导量子干涉法等。在实际工作中,将根据待测磁场的类型和强弱来确定采用何种方法。其中,应用较广的是霍尔效应法。

利用依据霍尔效应设计的霍尔元件观测磁场直观、干扰小、灵敏度高、效果明显。将单个的霍尔元件与相应的电路集成,就可以制成适应各种应用场合的集成霍尔传感器。本实验采用砷化镓霍尔传感器对亥姆霍兹线圈所产生的磁场分布进行测量和分析。

实验文件资源　　观看微课

一、实验目的

(1) 测量亥姆霍兹线圈产生的磁场分布。
(2) 验证磁场叠加原理。

二、实验仪器

亥姆霍兹线圈磁场测试架、亥姆霍兹线圈磁场实验仪。

三、实验原理

亥姆霍兹线圈是为纪念德国物理学家赫尔曼·冯·亥姆霍兹(Hermann von Helmholtz, 1821—1894)而命名的。亥姆霍兹线圈由两个结构、大小完全相同的圆形线圈组合而成。如图 3-3-1 所示,线圈半径为 R,两个线圈之间的距离为 a,通过线圈的电流大小为 I,x 轴是通过两个线圈中心并与线圈垂直的轴。

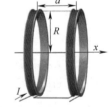

图 3-3-1　亥姆霍兹线圈结构示意图

两个线圈共轴配对(Helmholtz coil pair),线圈内通入大小和方向相同的电流时,两线圈的中间区域内可以获得均匀磁场。亥姆霍兹线圈周围的磁场分布如图 3-3-2 所示。图 3-3-2(a)所示为亥姆霍兹线圈轴向二等分面上的磁感线分布,可见在两个线圈之间的区域内磁场分布接近均匀。图 3-3-2(b)所示为亥姆霍兹线圈轴向二等分面上磁感应强度的等值线图:设中心位置的磁感应强度大小为 B_0,则中心章鱼形的区域内,磁感应强度大小与 B_0 相差不超过1%;图中五条实线等值线的磁感应强度数值小于 B_0;围绕线圈所在位置的三条虚线等值线的磁感应强度数值大于 B_0。当两个线圈之间的距离 a 与线圈的半径 R 相等时($a = R$),轴线上的磁场分布具有最佳均匀度;但中心处和线圈面上的磁感应强度依然有约为6%

的差异。若使 a 略大于 R 一些,虽然能够降低线圈面和中心处磁感应强度的差异,但会使得中心区域内磁感应强度的均匀度变差。

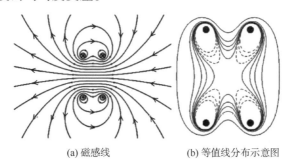

(a) 磁感线　　　　　(b) 等值线分布示意图

图 3-3-2　亥姆霍兹线圈轴向二等分面上的磁场分布

亥姆霍兹线圈常用于提供实验所需的均匀磁场。在某些不希望受到地磁影响的情况下,也常运用此线圈所产生的磁场与地磁相消,以提供一个磁感应强度接近于零的空间。

以下简单讨论单个载流圆线圈和亥姆霍兹线圈的磁场分布。

1. 载流圆线圈轴线上的磁场分布

根据毕奥-萨伐尔定律,载流圆线圈在轴线上某点的磁感应强度为

$$\boldsymbol{B} = \frac{\mu_0}{2} \cdot \frac{NIR^2}{(R^2 + x^2)^{3/2}} \boldsymbol{i} \tag{3-3-1}$$

式中,$\mu_0 = 4\pi \times 10^{-7} = 1.26 \times 10^{-6}(\text{T}\cdot\text{m/A})$ 为真空磁导率;N 为线圈的匝数;I 为通过线圈的电流强度;R 为线圈的平均半径;x 为圆心到该点的距离;$\boldsymbol{i}$ 表示沿 x 轴方向的单位矢量。因此,圆心处的磁感应强度 $\boldsymbol{B}_0$ 为

$$\boldsymbol{B}_0 = \frac{\mu_0 NI}{2R} \boldsymbol{i} \tag{3-3-2}$$

载流圆线圈及其轴线上的磁感应强度分布如图 3-3-3 所示。

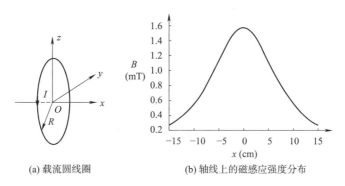

(a) 载流圆线圈　　　　　(b) 轴线上的磁感应强度分布

图 3-3-3　载流圆线圈及其轴线上的磁感应强度分布

2. 亥姆霍兹线圈周围的磁场分布

(1) 两个圆线圈电流方向相同

当两个线圈以共轴方式组合并通以同向电流时,轴线上某一点的磁场来源于两个线圈分别产生磁场的叠加。设线圈对中心点为原点 ($x=0,y=0,z=0$),如图 3-3-4(a) 所示,则在

其轴线上，与原点距离为 x 处的轴向磁场(on-axial magnetic field)磁感应强度为

$$\bm{B} = \bm{B}_1 + \bm{B}_2 = \frac{\mu_0 NIR^2}{2} \cdot \left\{ \frac{1}{\left[R^2 + \left(\frac{a}{2} - x\right)^2\right]^{3/2}} + \frac{1}{\left[R^2 + \left(\frac{a}{2} + x\right)^2\right]^{3/2}} \right\} \bm{i} \quad (3\text{-}3\text{-}3)$$

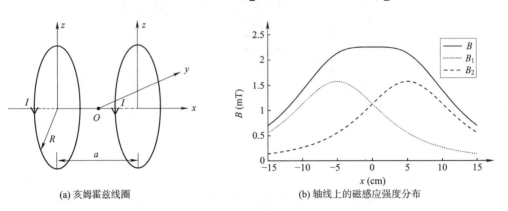

(a) 亥姆霍兹线圈　　　　　　　　　　(b) 轴线上的磁感应强度分布

图 3-3-4　电流方向相同的亥姆霍兹线圈及其轴线上的磁感应强度分布

如前所述，当两线圈之间的距离 a 与线圈的半径 R 相等时，两个组合在一起的线圈能够提供一定范围内的均匀磁场。此时，原点即亥姆霍兹线圈中心点处的磁感应强度为

$$\bm{B}'_0 = \frac{8}{5^{3/2}} \frac{\mu_0 NI}{R} \bm{i} \quad (3\text{-}3\text{-}4)$$

本实验取 $N = 500$，$I = 0.500$ A，$R = 0.100$ m。可计算：单个载流圆线圈中心点的磁感应强度大小为 $B_{1,2} = \frac{\mu_0 NI}{2R} = 1.57$ mT；$a = R$ 时，亥姆霍兹线圈中心点(原点)处的磁感应强度大小为 $B'_0 = \frac{8 \mu_0 NI}{5^{3/2} R} = 2.25$ mT。

在 $a = R/2$、$a = R$、$a = 2R$ 时，相应磁场的磁感应强度在 x 轴(保持线圈对中心点为原点)上的分布如图 3-3-5 所示。

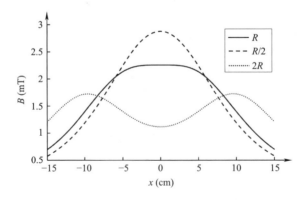

图 3-3-5　载流圆线圈间距不同时轴线上的磁感应强度分布

(2) 两个圆线圈电流方向相反

当两线圈的电流方向相反时，如图 3-3-6(a)所示，则在其轴线上，与原点距离为 x 处的轴

向磁场(on-axial magnetic field)的磁感应强度为

$$B = B_1 + B_2 = \frac{\mu_0 NIR^2}{2} \cdot \left\{ \frac{1}{\left[R^2 + \left(\frac{a}{2} - x\right)^2\right]^{3/2}} - \frac{1}{\left[R^2 + \left(\frac{a}{2} + x\right)^2\right]^{3/2}} \right\} i \quad (3\text{-}3\text{-}5)$$

当两线圈之间的距离 a 与线圈的半径 R 相等时,两个组合在一起的线圈能够提供一定范围内的梯度磁场,中心点处的磁感应强度为零,即 $B_0' = 0$。相应磁场的磁感应强度在 x 轴上的分布如图 3-3-6(b)所示。

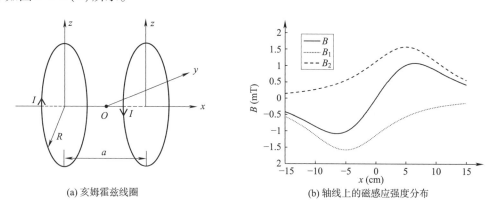

(a) 亥姆霍兹线圈　　　　　　　(b) 轴线上的磁感应强度分布

图 3-3-6　电流方向相反的亥姆霍兹线圈及其轴线上的磁感应强度分布

本实验采用优质砷化镓霍尔元件对磁感应强度进行测量。但由于霍尔元件的灵敏度受温度及其他因素的影响较大,所以在实验之前,需要先对仪器进行预热,并尽量保持室温的恒定。测量时,要等待数据稳定后,再进行记录。

四、实验内容

1. 校准亥姆霍兹线圈磁场测量实验仪

将亥姆霍兹线圈的间距设为 R,即 100.0 mm,铜管位置设于 R 处,x 方向、y 方向和 z 方向坐标均置于 0,并紧固相应的螺母,使霍尔元件位于亥姆霍兹线圈中心点($x = 0, y = 0, z = 0$)上。

将霍尔元件的电源插头连接到测试架后面板的专用插座。用连接线将实验仪和测试架连接在一起。打开电源,预热 10 min 左右。

对 x、y 和 z 三个方向的磁感应强度分别进行调零,直到三个方向的示数为零,或在零附近,且波动均小于 0.002 mT。实验过程中,无须再次调零。

2. 测量通电圆线圈轴线上的磁感应强度,比较和验证磁场叠加原理

(1)测量单个通电圆线圈轴线上的磁感应强度。亥姆霍兹线圈的间距设为 R,铜管位置设于 R 处,y 方向和 z 方向坐标均置于 0,并紧固相应的螺母,霍尔元件的移动仅限于亥姆霍兹线圈轴线上(x 轴)。

①测量单个通电圆线圈 1 轴线上 x 方向的磁感应强度 $B_1(x)$。连接导线,使励磁电流 I_M 只通过圆线圈 1。调节励磁电流 $I_M = 0.500$ A,沿 x 轴方向移动霍尔元件,测量轴线上 x 方向的磁感应强度,每隔 10.0 mm 测量一组数据。

② 测量单个通电圆线圈 2 轴线上 x 方向的磁感应强度 $B_2(x)$。改变导线的连接方式,使

励磁电流 I_M 只通过到圆线圈 2,重复①实验。

(2)测量亥姆霍兹线圈轴线上各点处 x 方向的磁感应强度。改变导线的连接方式,串联两个圆线圈,使两个圆线圈中通过方向相同,大小为 $I_M = 0.500$ A 的励磁电流。

① 保持线圈间距和铜管位置不变(R),沿 x 轴方向移动霍尔元件,测量轴线上 x 方向的磁感应强度 $B_R(x)$,x 的测量范围为 $-150.0 \sim 150.0$ mm,每隔 10.0 mm 测量一组数据,填入表 3-3-1 中。

② 调整线圈间距为 $R/2$,移动铜管位置至 $R/2$ 处,重复上述测量,记录数据为 $B_{R/2}(x)$。

③ 调整线圈间距为 $2R$,移动铜管位置至 $2R$ 处,重复上述测量,记录数据为 $B_{2R}(x)$。

表 3-3-1　单个通电圆线圈及亥姆霍兹线圈轴线上 x 方向磁感应强度测量

a	R	R	R	R	$R/2$	$2R$
x(mm)	$B_1(x)$(mT)	$B_2(x)$(mT)	$B_1(x)+B_2(x)$(mT)	$B_R(x)$(mT)	$B_{R/2}(x)$(mT)	$B_{2R}(x)$(mT)
-150.0						
-140.0						
-130.0						
...						
130.0						
140.0						
150.0						

将亥姆霍兹线圈中心点磁感应强度的测量数据与相对误差填入表 3-3-2。

表 3-3-2　亥姆霍兹线圈中心点磁感应强度测量与相对误差

	$B_R(O)$(mT)	$B_{R/2}(O)$(mT)	$B_{2R}(O)$(mT)
理论值	2.25	2.87	1.11
测量值			
相对误差			

(3)绘制 $B_1(x)$-x、$B_2(x)$-x、$(B_1(x)+B_2(x))$-x、$B_R(x)$-x 图,比较 $B_1(x)+B_2(x)$ 和 $B_R(x)$,验证磁场的叠加原理。

(4)绘制 $B_{R/2}(x)$-x、$B_R(x)$-x 及 $B_{2R}(x)$-x 图,分析和总结亥姆霍兹线圈轴线上磁场的分布规律。

3. 测量圆线圈电流反向时亥姆霍兹线圈轴线上的磁感应强度(选做)

(1)改变导线的连接方式,使两个圆线圈中通过方向相反,大小为 $I_M = 0.500$ A 的励磁电流。分别测量两线圈间距分别为 $R/2$,R 及 $2R$ 时轴线上 x 方向的磁感应强度 $B'_{R/2}(x)$、$B'_R(x)$ 和 $B'_{2R}(x)$。

(2)绘制 $B'_{R/2}(x)$-x、$B'_R(x)$-x 和 $B'_{2R}(x)$-x 图,讨论此时亥姆霍兹线圈沿轴线磁场的梯度与两个线圈间距离的关系。

4. 绘制亥姆霍兹线圈周围磁感应强度的等值线图

两个串联通电线圈电流 $I_M = 0.500$ A，间距 $a = R$。选择合成磁感应强度测量值 B 大于中心点的合成磁感应强度 B_0（相差约 0.02 mT），将坐标位置填入表 3-3-3，绘出等值点，并用光滑的线连接，绘制 $z = 0$ 截面上合成磁感应强度的等值线图。

表 3-3-3　$z = 0$ 截面磁感应强度等值点位置测量

$B_0 = $　　mT，$B = $　　mT，$B > B_0$

y (mm)	−70.0	−60.0	−50.0	−40.0	40.0	50.0	60.0	70.0
x_1 (mm)								
x_2 (mm)								
x_3 (mm)								
x_4 (mm)								

五、思考题

1. 在仪器调零之前，励磁电流为零时，显示的磁场数值为什么不为零？

2. 亥姆霍兹线圈通以同向或反向电流，当线圈的半径与两线圈间距相等时两线圈之间的中心区域磁场分布特点分别是什么？

3. 亥姆霍兹线圈的磁感应强度等值线分布示意图如图 3-3-2(b) 所示。若中心点的磁感应强度为 B_0，则中心章鱼形的区域内，磁感应强度的变化量 <1%。请问：线圈的半径越大是否可得到越宽广的均匀空间？磁场的均匀度如何变化？均匀度是变好还是变差？（提示：磁场的均匀度定义为 $\gamma = [B_r − B_0]/B_0$，式中，B_r 为考察点处的磁感应强度。）

4. 亥姆霍兹线圈和螺线管都可用于产生均匀磁场，图 3-3-7 所示为亥姆霍兹线圈和螺线管沿中心轴线上的磁场变化。对于具有相同线圈半径和相同尺寸比例的亥姆霍兹线圈和螺线管，请参照图 3-3-7 比较两类线圈沿着轴向所产生的磁场的分布情况，并比较谁产生的磁场均匀度更好。（图中亥姆霍兹线圈两线圈的半径为 R，间距为 $a = R$；螺线管的半径也为 R，管长度也为 a。）

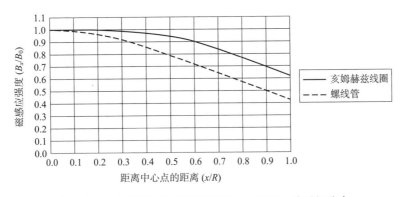

图 3-3-7　亥姆霍兹线圈和螺线管中心轴线上的磁场分布

六、拓展阅读

梯度磁场在磁共振成像中的应用

在磁共振成像(Magnetic Resonance Imaging, MRI)中,磁共振信号是组织中氢原子在磁场中对射频信号的响应。为了对组织不同部位进行磁共振信号成像,MRI 系统采用梯度磁场对空间位置编码来选择成像平面的位置。梯度磁场的实现是在原有的匀强磁场基础上叠加随距离线性变化的磁场。为了区分空间的三个方向(x,y,z),需要沿着这三个方向施加梯度磁场。如图 3-3-8 所示,对人体和磁共振扫描仪建立 x、y、z 坐标系。当受检者采取仰卧位时,定义主磁场方向为 z 轴,与人体长轴平行,指向头侧。x 轴在人体前后方向,指向解剖位置前侧;y 轴在人体左右方向,指向解剖位置左侧。

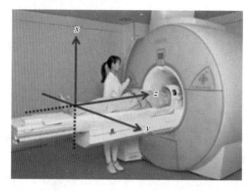

图 3-3-8 磁共振系统的坐标系

梯度磁场是由梯度磁场线圈产生的,叠加在比它强得多的主磁场上。以人体的上下方向,即 z 轴方向为例来介绍梯度磁场的产生。如图 3-3-9 所示,当人体处于均匀主磁场 B_0 中时,人体各部位感受到的磁场强度是一致的,都是 B_0。z 轴梯度线圈(通有反向电流的亥姆霍兹线圈)的头侧部位电流方向如图 3-3-9 中头侧圆圈箭头所示,线圈产生的磁场方向与主磁场相同,头侧磁场强度增大;z 轴梯度线圈的足侧部位,电流方向如图 3-3-9 中足侧圆圈箭头所示,产生的磁场方向势必与主磁场相反,于是足侧磁场强度降低,这样就形成了头侧高足侧低的梯度磁场。在 z 轴梯度磁场中心的位置,磁场强度保持 B_0 不变(如图 3-3-9 中 z 轴磁场所示)。

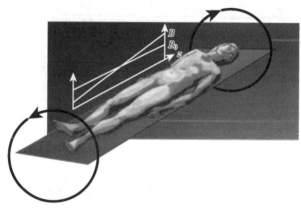

图 3-3-9 z 轴方向梯度磁场的产生

如果这时用与 B_0 对应的磁共振频率 f_0 的电磁波激发人体,那么就只有位于 B_0 位置的那一层人体组织会被激发而发生核磁共振,从而发射磁共振信号,这个过程叫做选层。由于梯度磁场的存在,z 方向上每一断层分别与唯一电磁波激发频率对应。例如:图 3-3-10 所示的三个体层分别对应共振频率 f_1、f_0 和 f_2,分别用这些频率的电磁波激发人体,就只有这三个体层的组织分别发生磁共振,处于其他体层的组织就不会被激发。

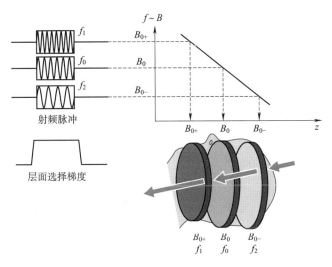

图 3-3-10　利用梯度磁场选层

上述选层只是在一个方向(z 方向)上实现了信号的定位,磁共振设备的一套梯度系统至少有 x、y、z 三组亥姆霍兹线圈,以实现三个方向的定位。x、y 两路通有反向电流的亥姆霍兹线圈产生梯度磁场的原理与 z 轴线圈一致。

通有反向电流的亥姆霍兹线圈产生的磁场梯度线性的好坏,会影响磁共振成像图像的质量。一般要求梯度磁场在成像视野内有优良的线性特性,且主磁场的均匀性满足成像要求。

实验 3.4 牛顿环法测定透镜的曲率半径

牛顿环是一种光的干涉现象,它以著名的物理学家艾萨克·牛顿(Isaac Newton)命名。对这一现象的论述最早在牛顿的论著 Opticks: or, a Treatise of the Reflections, Refractions, Inflections and Colours of Light 中给出。

牛顿环在检测光学元件表面的质量、测量球面的曲率半径和测量光的波长方面有广泛的应用。通过本实验可以了解光的波动性,观察光的干涉现象,并利用牛顿环法测定透镜的曲率半径。

实验文件资源

观看微课

一、实验目的

(1)了解光的波动性,观察光的干涉现象。
(2)用牛顿环法测定透镜的曲率半径。

二、实验仪器

球面透镜与光学平面玻璃组成的牛顿环装置、读数显微镜、钠光灯。

三、实验原理

牛顿环装置[见图 3-4-1(a)]由一个平凸透镜 A 和一个光学平面 B 组成。在平凸透镜 A 和光学平面 B 之间形成一层空气薄膜,空气薄膜关于 OO' 轴对称,其厚度由内向外从零逐渐增大。

当一束平行单色光从上面垂直入射至牛顿环装置,分别被空气薄膜上下两个分界面反射形成两束相干光。这两束相干光产生以 O' 为圆心的明暗相间的圆环形干涉条纹,称之为牛顿环。由牛顿环的中心沿径向向外,干涉圆环越向外越细密[见图 3-4-1(b)]。

假设第 k 个干涉暗环半径为 r_k,由图 3-4-1(a)可知,在距 OO' 轴为 r_k 的 P 点处,空气膜的厚度为 d,在 $\triangle OPQ$ 中,由关系式

$$R^2 = r_k^2 + (R-d)^2 \tag{3-4-1}$$

可得 $r_k^2 = 2Rd - d^2$。因为 $R \gg d$,所以可得 $r_k^2 \approx 2Rd$,即 $d = \dfrac{r_k^2}{2R}$。

从空气薄膜的下分界面(P'点处)反射的光[图 3-4-1(a)中光线②]比在空气膜上分界面(P点处)反射的光[图 3-4-1(a)中的光线①]多经过两倍 PP' 的路程,即 P' 处反射的光比 P 处反射的光多走的光程为 $2nd$(空气相对折射率 $n \approx 1$)。考虑到半波损失,在 P' 点处反射的光和 P 点处反射的光,两者的光程差为

$$\delta = 2nd + \frac{\lambda}{2} = 2d + \frac{\lambda}{2} = \frac{r_k^2}{R} + \frac{\lambda}{2} \tag{3-4-2}$$

依据光的干涉理论,当光程差 δ 满足

$$\delta = \frac{r_k^2}{R} + \frac{\lambda}{2} = (2k+1)\frac{\lambda}{2} \quad (k=0,1,2,3,\cdots) \tag{3-4-3}$$

干涉暗环的半径 r_k 与透镜的曲率半径 R 和入射光的波长 λ 之间的关系为

$$r_k^2 = k\lambda R \quad (k = 0,1,2,3,\cdots) \tag{3-4-4}$$

式中,k 为暗环的级数,第 0 级暗环就是中央暗斑。依据式(3-4-4),若已知入射单色光的波长 λ,从读数显微镜测得第 k 级暗环半径 r_k 值,便可求得 R。

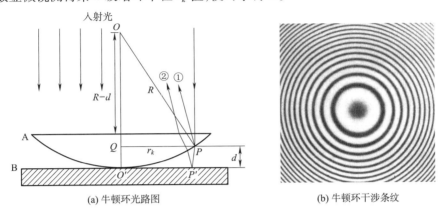

(a) 牛顿环光路图　　(b) 牛顿环干涉条纹

图 3-4-1　牛顿环

为了消除系统误差,并减小偶然误差,可以通过测量暗环的直径来求透镜的曲率半径,即

$$D_k^2 = 4k\lambda R \quad (k = 0,1,2,3,\cdots) \tag{3-4-5}$$

式中,D_k 为第 k 级暗环的直径。

四、实验内容

1. 测量牛顿环的直径

(1)如图 3-4-2(a)所示,将读数显微镜正对钠光灯放置。打开钠光灯的电源,调节载物台下的半反射镜使显微镜的视场明亮且亮度均匀,调节读数显微镜目镜焦距使视野中的分划板清晰,调节显微镜物镜焦距使牛顿环干涉条纹清晰可见,转动鼓轮或移动牛顿环装置使牛顿环中心暗斑位于视场中心。

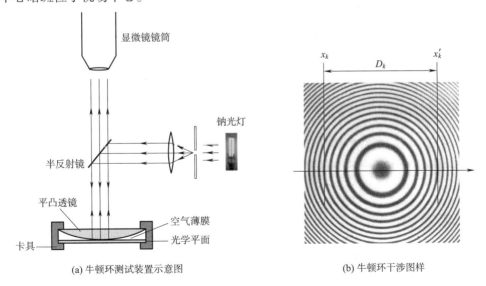

(a) 牛顿环测试装置示意图　　(b) 牛顿环干涉图样

图 3-4-2　测量牛顿环的直径

（2）转动显微镜的鼓轮使视野中的十字准线向左移动,当移动至左侧第 34 级暗纹处时停止,然后回退至第 30 级暗环,使十字准线之竖线与暗条纹中央相切,如图 3-4-2(b)所示。从左向右依次记录左侧第 30 级至第 10 级暗环位置坐标 x_k,继续向右移动,越过中心暗纹,然后依次记录右侧第 10 级至第 30 级暗环的位置坐标 x'_k。参照上述方法沿相反方向再测一遍。将所有测量结果填入表 3-4-1。

表 3-4-1　牛顿环直径的测量(钠黄光平均波长 λ = 589.3 nm)

环数	[左侧环]x_k(mm)		[右侧环]x'_k(mm)		$D_k = \lvert x_k - x'_k \rvert$(mm)			D_k^2(mm²)
	左→右	右→左	左→右	右→左	左→右	右→左	平均	
10								
12								
14								
16								
18								
20								
22								
24								
26								
28								
30								

（3）计算第 k 级暗环的直径 $D_k = \lvert x_k - x'_k \rvert$。

2. 计算凸透镜的曲率半径

（1）绘制 k-D_k^2 曲线图,对数据进行线性拟合,获得拟合直线的斜率 a、截距 b 和拟合优度 r^2。

（2）利用拟合直线的斜率 a 与凸透镜的曲率半径 R 的关系,求得 R。

（3）分析拟合直线的截距 b 的意义,并分析本实验的误差来源。

注意:

（1）牛顿环装置的螺钉不可拧得太紧,以免变形。

（2）测量暗环的级数 k 的取值不宜过小或过大。

（3）测量时要使显微镜的鼓轮向同一方向旋转,避免空程差。

五、思考题

1. 牛顿环的干涉条纹是由哪两束光干涉而产生的?这两束光为什么是相干光?
2. 为什么实验中牛顿环干涉条纹是圆环形?
3. 为什么牛顿环干涉条纹的中心是暗斑?

4. 试分析牛顿环干涉条纹出现图 3-4-3 所示形状的原因。
5. 为什么不宜用式(3-4-5)直接测量第 k 级暗环的直径 D_k 来求凸透镜的曲率半径 R?

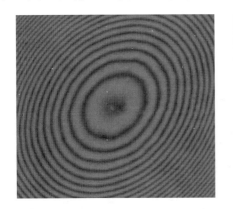
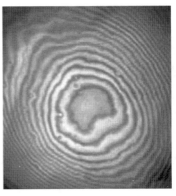

图 3-4-3　牛顿环干涉条纹

实验 3.5 光栅的衍射

光栅是衍射光栅的简称,是一种重要的分光元件。1786 年,美国科学家 Ritenhouse 在费城用 50~60 根平行的细金属丝制成第一个光栅——宽 12.7 mm 的绕线光栅。光栅因其优异的分光性能被广泛地应用于光谱学、计量、光通信等方面。在日常生活中存在着大量光栅衍射现象。光盘的凹槽形、蝴蝶身上层叠的细微鳞片、鸟羽细密的羽管等都可形成反射光栅,白光入射这些物体被分离成彩色光谱。光栅的种类很多,按不同的标准有多种分类。按衍射光的方向分为透射光栅和反射光栅;按面形分为平面光栅、凹面光栅、凸面光栅和柱镜光栅;按制作方法分为机刻光栅、复制光栅、全息光栅;按周期维数及组合情况分为一维光栅、二维光栅、三维光栅、复合光栅、多重光栅。本实验使用的是平面透射复制光栅。通过对光栅衍射现象的研究不仅可加深对光波动性的理解,而且有助于进一步学习近代光学实验技术,如光谱技术、晶体结构分析、全息照相、光学信息处理等。

实验文件资源

一、实验目的

(1)深入了解光栅主要特征,掌握光栅衍射原理。
(2)学会测量光栅常数及应用光栅测定未知波长。
(3)进一步熟悉分光计的调节及使用。

二、实验仪器

分光计、透射光栅、平面反射镜、低压汞灯。

三、实验原理

最简单的衍射光栅是由大量相互平行且等宽度、等间距的透明狭缝组成的一维光栅。透明区宽度 a 和不透明区宽度 b 之和 d 称为光栅常数,它是决定光栅性能的基本参数。

根据夫琅禾费衍射理论,当单色平行光垂直地入射到光栅平面上,通过各透明区将发生衍射,如果用透镜把这些衍射后的平行光会聚起来,当衍射角 φ 满足条件

$$d\sin\varphi_k = k\lambda \quad (k = 0, \pm 1, \pm 2, \pm 3, \cdots) \tag{3-5-1}$$

时,沿着这些方向出射的光将会干涉加强,沿着其他方向出射的光将部分或完全相消。相应地,在透镜后焦平面上将出现若干平行的亮线,称为谱线。式中,k 是衍射的级次,φ_k 是第 k 级衍射角(见图 3-5-1)。

在 $\varphi=0$ 的方向上可以观察到一条最亮的亮线,为零级谱线(即 $k=0$ 时的谱线),也称中央明纹。其他级次的谱线对称地分布在零级谱线的两侧。

如果光源中包括几种不同的波长,由式(3-5-1)可以看出:光的波长 λ 不同,其衍射角 φ 也各不相同,即同一级谱线中不同波长的光将有不同的衍射角,从而在不同的方位形成各色谱线,它们按波长 λ 大小的顺序依次排列成一组彩色谱线,即光谱。汞灯的光栅光谱示意图如图 3-5-2 所示。

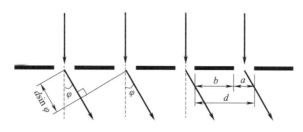

图 3-5-1　光栅衍射原理

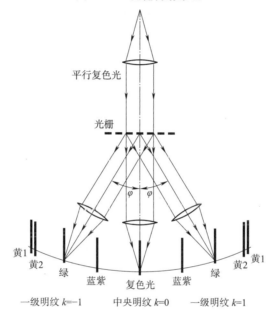

图 3-5-2　汞灯的光栅光谱示意图

由式(3-5-1)可知,如果已知入射光的波长 λ,测得 k 级衍射角 φ_k 后可计算出光栅常数 d。如果以此光栅测量同一级中其他未知波长的光的衍射角,则可求得这些未知光的波长。

四、实验内容

1. 分光计调整

使望远镜聚焦于无穷远,调节望远镜光轴与平行光管光轴垂直于分光计转轴(具体调节方法见"实验 2.3 分光计的调节和应用")。

2. 光栅平面方位调节

(1)光栅平面平行于分光计转轴。把光栅平面如图 3-5-3 所示方式放置。旋转载物台,使调平螺钉 A、B 连线大致平行于望远镜的光轴。调节调平螺钉 A 或 B,直至从望远镜中看到光栅反射的绿十字像位于分划板上十字准线所在的高度。此时光栅平面已经和分光计转轴平行。

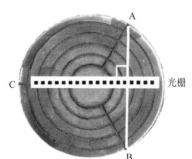

图 3-5-3　光栅在载物台上的位置

(2)光栅刻痕平行于分光计转轴。左右转动望远镜,一般可以从望远镜中看到衍射谱线,注意观察左右两组同级次谱线的高度是否一致。如不一致(见图 3-5-4),则调节载物台调平螺钉 C 使左右两组谱线等高,此时光栅刻痕平行于分光计转轴。

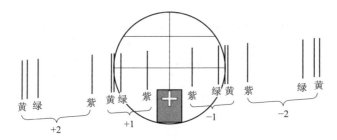

图 3-5-4 谱线的高度不一致

(3)平行光垂直入射于光栅。左右转动望远镜及载物台,使中央明条纹以及绿十字像都处在望远镜分划板竖线上(见图 3-5-5),锁紧游标盘(使游标盘和光栅都固定不动),并使望远镜与刻度盘联动。至此,仪器调整结束,可进行测量。

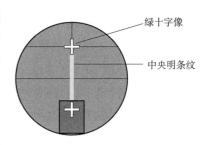

图 3-5-5 调节完成的状态

3. 测量衍射角

转动望远镜至左侧,从左至右依次测出如图 3-5-2 所示黄1、黄2、绿及蓝紫的第 1 级谱线的衍射角,为每条谱线同时读取左右游标读数 θ_1、θ_1'。然后经过中央明纹,转动望远镜至右侧,依次测出蓝紫、绿、黄2 及黄1 另一侧第 1 级谱线的衍射角,读取左右游标读数 θ_2、θ_2',将数据填入表 3-5-1。表中"测量序号 1、2"表示需测量两次。

表 3-5-1 光栅常数及未知波长的计算

$k = \pm 1$(汞)		测量序号	黄(1)	黄(2)	绿	蓝紫
望远镜位于左侧	左游标读数 θ_1	1				
		2				
	右游标读数 θ_1'	1				
		2				
望远镜位于右侧	左游标读数 θ_2	1				
		2				
	右游标读数 θ_2'	1				
		2				
	φ					
	$\sin \varphi$					
波长	测定值 λ (nm)					
	公认值 λ_0 (nm)		579.066	576.960	546.074	435.834
$d = \dfrac{\lambda_{0绿}}{\sin \varphi_{绿}}$			每毫米光栅条纹数 = 1/d $N = $		(条/毫米)	
波长相对误差 $E_\lambda = \dfrac{\|\lambda - \lambda_0\|}{\lambda_0} (\times 100\%)$						

4. 数据的计算和处理

从图 3-5-2 可以看出，左右两条对称的光谱线之间的夹角都是衍射角 φ 的 2 倍。分别计算各条谱线的衍射角 φ。

根据绿色光波长的公认值及其一级谱线的衍射角，利用式(3-5-1)求出光栅常数 d 及每毫米光栅条数 N(取整数值)。

由求得的光栅常数 d 及其他各单色光(黄 1、黄 2、蓝紫)一级谱线的衍射角，分别求出它们相应的波长测定值 λ，然后计算出它们相对于各自波长公认值 λ_0 的相对误差。

注意：

(1)光学元件(光栅、平面反射镜等)易损易碎，必须轻拿轻放，严禁用手触摸拿捏光学面。

(2)实验中使用的汞灯为低压汞灯，能发出紫外线，不宜长时间注视。

五、思考题

1. 本实验中，当平行光管的狭缝太宽、太窄时会出现什么现象？为什么？
2. 光栅方程 $d\sin\varphi_k = k\lambda$($k = 0, \pm 1, \pm 2, \pm 3, \cdots$) 成立的条件是什么？在实验中是如何做的？
3. 利用光栅分光和三棱镜分光产生的光谱有何区别？
4. 光栅调节中，放置光栅要求光栅平面大致垂直平分对应的两个载物台调平螺钉的连线，这样放有什么好处？
5. 光栅常数相同，但刻痕数不同，对测量有无影响(分别按照光束宽度小于和大于光栅宽度两种情况讨论)？
6. 实验中如果两边光谱线不等高，对测量结果有何影响？
7. 分别测量 -1 级紫光和 $+1$ 级紫光所对应的 φ 值，两者是否一定相等？相等或不相等分别说明了什么？

六、参考资料

汞光源的谱线波长以及视觉相对亮度见表 3-5-2。

表 3-5-2　汞光源的谱线波长以及视觉相对亮度

颜色	波长 λ (nm)	视觉相对亮度
黄(1)	579.066	较亮
黄(2)	576.960	较亮
绿	546.074	亮
绿蓝	491.604	很暗
蓝紫	435.834	较亮
紫(1)	400.781	很暗
紫(2)	400.656	暗

实验 3.6　电子电荷测定——密立根油滴实验

由美国物理学家罗伯特·安德鲁·密立根(Robert Andrews Millikan,1868—1953)首先设计并完成的密立根油滴实验,在近代物理学的发展史上是一个十分重要的实验。它证明了任何带电体所带的电荷都是某一最小电荷——基本电荷的整数倍;明确了电荷的不连续性;并精确测定了基本电荷的数值,为从实验上测定其他一些基本物理量提供了可能性。密立根因此获得1923年诺贝尔物理学奖。

实验文件资源　　观看微课

密立根油滴实验设计巧妙、原理清楚、设备简单、结果准确,是一个公认富有启发性的著名物理实验。

一、实验目的

(1)通过对带电油滴在重力场和静电场中运动的测量,验证电荷的不连续性,并测定电子的电荷量。

(2)通过实验时对仪器的调整、油滴的选择、耐心的跟踪和测量以及数据的处理等,培养学生严肃认真和一丝不苟的科学实验态度。

二、实验仪器

密立根油滴仪、喷雾器、监视器等。

三、实验原理

利用带电油滴测量电子的电荷量,可以用静态(平衡)测量法或动态(非平衡)测量法。静态测量法的原理、实验操作都比较简单,本实验采用此方法测量电子的电荷量。

用喷雾器将油喷入两块相距为 d 的水平放置的平行极板之间。油在喷射撕裂成油滴时,一般都是带电的。设油滴的质量为 m,所带的电荷为 q,两极板间的电压为 V,油滴在平行极板间静止时将同时受到重力 mg 和静电场力 qE 的作用,如图 3-6-1 所示。此时两极板间的电压 V 为平衡电压

$$mg = qE = q\frac{V}{d} \tag{3-6-1}$$

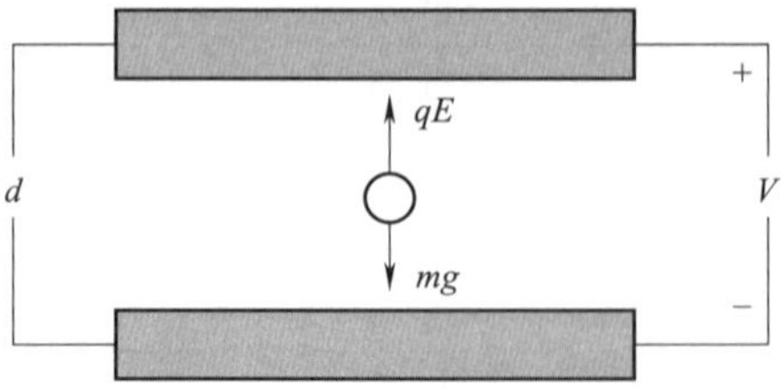

图 3-6-1　带电油滴静止时受力情况

由式(3-6-1)可见,为了测出油滴所带的电量 q,除了需测定 V 和 d 外,还需要测量油滴的质量 m。因 m 很小,需用如下特殊方法测定:平行极板不加电压时,油滴受重力作用而加速下降,由于空气阻力的作用,下降一段距离达到某一速度 v_g 后,阻力 f_r 与重力 mg 平衡。如图 3-6-2 所示(空气浮力忽略不计),油滴将匀速下降。

根据斯托克斯定律,油滴匀速下降时

$$f_r = 6\pi\eta R v_g = mg \tag{3-6-2}$$

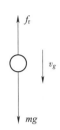

图 3-6-2 空气中油滴匀速下落时受力情况

式中,η 为空气的黏滞系数;R 为油滴的半径(由于表面张力的原因,油滴总是呈小球状)。设油的密度为 ρ,油滴的质量 m 可以用下式表示

$$m = \frac{4}{3}\pi R^3 \rho \tag{3-6-3}$$

由式(3-6-2)和式(3-6-3)得到油滴的半径为

$$R = \sqrt{\frac{9\eta v_g}{2\rho g}} \tag{3-6-4}$$

对于半径小到 10^{-6} m 的小球,空气已不能看作连续介质,空气的黏滞系数 η 应作如下修正

$$\eta' = \frac{\eta}{1 + \frac{b}{pR}}$$

这时,斯托克斯定律应改为

$$f_r = \frac{6\pi R \eta v_g}{1 + \frac{b}{pR}}$$

式中,b 为修正常数,$b = 6.17 \times 10^{-6}$ m·cmHg,p 为大气压强,单位用 cmHg,得

$$R = \sqrt{\frac{9\eta v_g}{2\rho g} \cdot \frac{1}{1 + \frac{b}{pR}}} \tag{3-6-5}$$

上式根号中还包含油滴的半径 R,但因它处于修正项中,不需十分精确,因此可用式(3-6-4)计算。将式(3-6-5)代入式(3-6-3),得

$$m = \frac{4}{3}\pi \left(\frac{9\eta v_g}{2\rho g} \cdot \frac{1}{1 + \frac{b}{pR}}\right)^{\frac{3}{2}} \rho \tag{3-6-6}$$

油滴匀速下降的速度 v_g,可用如下方法测出:当两极板间的电压 V 为零时,设油滴匀速下降的距离为 l,时间为 t_g,则

$$v_g = \frac{l}{t_g} \tag{3-6-7}$$

由式(3-6-1)、式(3-6-6)、式(3-6-7)可得

$$q = \frac{18\pi}{\sqrt{2\rho g}}\left[\frac{\eta l}{t_g\left(1 + \frac{b}{pR}\right)}\right]^{\frac{3}{2}} \frac{d}{V} \tag{3-6-8}$$

对于带电量不同的油滴,实验发现,如果改变它所带的电量 q,则能够使油滴达到平衡的电压 V 必须是某些特定值。研究这些电压变化的规律,可发现,它们都满足下列方程

$$q = ne \tag{3-6-9}$$

式中, $n = \pm 1, \pm 2, \cdots$; e 为一个不变的值。

通过式(3-6-8)对大量油滴进行测量计算,每一颗带电油滴均满足式(3-6-9),而且 e 是一个确定的常数。由此可见,所有带电油滴所带的电量,都是最小电量 e 的整数倍。这个事实说明,物体所带电量不是以连续方式出现的,而是以一个个不连续的量值出现的,这个最小电量 e 就是电子的电荷值

$$e = \frac{q}{n} \tag{3-6-10}$$

式(3-6-8)和式(3-6-10)是用平衡测量法测量电子的电荷量的理论公式。

四、实验内容

1. 调整仪器

(1)将仪器放置平稳,调节仪器调平螺钉,使水准泡指示水平,这时平行极板处于水平位置。

(2)打开仪器电源,预热 10 min。

(3)按"确认"键,进入分划板界面。确认极板间电压为零。用细丝通过上极板中心的小孔伸入极板间,通过监视器观察其图像,调节显微镜调焦手轮使细丝成像清晰,以确认监视器与显微镜连接正常。

(4)使用数据清除功能清除计时秒表值以及平衡电压值数据。

注意:调整仪器时,如果移走有机玻璃油雾室,必须先调整极板间的电压为 0 V,以保证安全操作。

2. 选择油滴,练习测量

做好本实验的关键是选择合适的油滴。选的油滴体积不能太大,大油滴虽然比较亮,但一般带的电荷比较多,下降速度也比较快,时间不容易测准确。油滴也不能选得太小,太小的油滴布朗运动较明显。

(1)喷油:将油从油雾室旁的喷雾口喷入(喷一次即可),微调显微镜的调焦手轮,这时视场中出现大量清晰的油滴,如夜空繁星。如果视场太暗,油滴不够明亮,可调节监视器面板上的亮度调节旋钮。

注意:喷雾时喷雾器应竖拿,食指堵住出气孔,喷雾器对准油雾室的喷雾口,轻轻喷入少许油即可。切勿将喷雾器插入油雾室,甚至将油倒出来。更不应该将油雾室拿掉后对准上电极板落油小孔喷油,否则会把油滴盒周围弄脏,甚至将落油孔堵塞。

(2)练习控制油滴:实验时,在平行极板上加 250 V 左右的工作(平衡)电压,选择几颗运动缓慢的油滴,通过增加或者撤掉极板电压使油滴向上或向下运动,驱走不需要的油滴。选定其中的某一颗油滴(尽量在监视器中心位置),仔细调节平衡电压,使这颗油滴静止不动(至少 20 s)。然后撤掉极板电压,让它开始下降;下降一段距离后再加上平衡电压,使其恢复静止;随后再增加电压,使油滴上升。如此反复多次地进行练习,以掌握控制油滴的方法。

(3) 练习测量油滴的运动时间:将油滴置于刻度线 0 以上,撤掉极板电压使油滴下落。当被测油滴位于刻度线 0 时,开始计时;当被测油滴下落至实验要求距离时(注:两刻线之间距离为 0.20 mm),结束计时。结束计时后,上下电极板之间的电压自动恢复为平衡电压。此时,分划板显示记录时间以及对应平衡电压。如此反复练习,掌握测量油滴运动时间的方法。

3. 测量

(1) 测量油滴的平衡电压 V。仔细调节平衡电压。使油滴停留在分划板上某条横线附近,以便准确判断这颗油滴是否平衡了,判断平衡电压所要求的观察时间不少于 20 s。

(2) 测量油滴下落 1.20 mm 所用的时间 t_g。为了测量匀速下降的过程,应让油滴下降一段距离后再测量时间。为了减少小孔附近气流和电场不均匀的影响,选定的测量距离应该在平行极板之间的中央部分,即视场中分划板的中央部分。下降距离一般取 $l=1.20$ mm 比较合适。即分划板刻度线 0 到刻度线 6 之间的距离。

对同一颗油滴应进行五次测量,将测量数据填入表 3-6-1。每次测量都要重新调整平衡电压。如果油滴逐渐变得模糊,要微调显微镜跟踪油滴,勿使其丢失。

注意:如使用实验仪记录测量数据,必须待极板电压恢复平衡电压后,再按"确定"按钮。

(3) 用同样的方法分别对 3~5 颗带不同电量的油滴进行测量,求得电子电荷 e。实验中要求油滴带电量不大于 $5e$。

4. 数据处理

本实验用到的相关参数如下:

油的密度 $\rho = 979$ kg·m^{-3}

重力加速度 $g = 9.793$ m·s^{-2}(北京地区 $g = 9.802$ m·s^{-2})

空气的黏滞系数 $\eta = 1.83 \times 10^{-5}$ kg·m^{-1}·s^{-1}

油滴匀速下降的距离 $l = 1.60$ mm

修正常数 $b = 6.17 \times 10^{-6}$ m·cmHg

大气压强 $p = 76.0$ cmHg

平行极板距离 $d = 5.00 \times 10^{-3}$ m

将以上数据代入公式(3-6-4)和式(3-6-8)得

$$q = \frac{1.023 \times 10^{-14}}{[t_g(1+0.021\,91\sqrt{t_g})]^{\frac{3}{2}}} \frac{1}{V} \tag{3-6-11}$$

显然,由于油的密度 ρ、空气的黏滞系数 η 都是温度的函数,重力加速度 g 和大气压强 p 又随实验地点和条件的变化而变化,因此上式的计算是近似的。一般条件下,这样的计算引起的误差约为 1.0%,但它带来的好处是使运算方便得多。为了证明电荷的不连续性和所有电荷都是基本电荷 e 的整数倍,并得到基本电荷 e 值,应对实验测得的各个电量 q 求最大公约数。这个最大公约数就是基本电荷 e 值,也就是电子的电荷值。但由于学生实验数据量少,测量误差可能也大些,要求出 q 的最大公约数时有时比较困难。通常采用"倒过来验证"的办法进行数据处理,即用公认的电子电荷值 $e = 1.60 \times 10^{-19}$ C 去除实验测得的电量 q,得到一个接近于某一整数的数值,这个整数就是油滴所带的基本电荷的数目 n。再用这个 n 去除实验测得的电量,即得电子的电荷值 e。

表 3-6-1　带电油滴电量及电子电荷的测量

油滴	次数	平衡电压 V (V)	时间 t_g (s)	带电量 q (C)	$\bar{q}$ (C)	$k=\dfrac{\bar{q}}{e}$	k 取整为 n	$\overline{e'}=\dfrac{\bar{q}}{n}$ (C)	相对误差
a	1								
a	2								
a	3								
a	4								
a	5								
b	1								
b	2								
b	3								
b	4								
b	5								
c	1								
c	2								
c	3								
c	4								
c	5								

注意：

（1）喷雾器不可倒置，要轻拿轻放。

（2）如果在视野中无法看到大量油滴，应寻找原因（可能是喷雾器的原因，也可能是油雾室底部小孔被挡住，还可能是上极板中心小孔被油污堵住），而不应反复喷油。

（3）选择油滴时，应尽量选取处于中心位置的油滴。

（4）实验完成后应将油雾室和桌面的油污擦拭干净。

五、思考题

1. 为什么本实验中选取油滴的平衡电压不能太小？
2. 油滴下降时间短意味着什么？如果下降时间太长对实验有何影响？
3. 数据表格 k 一列中如果油滴 a 和 b 的 k 值分别是油滴 c 的 k 值的 2 倍和 3 倍，但都不接近整数，这意味着什么？这是否能作为验证电荷不连续分布的证据？例如：油滴 a 测得带电量为 1.27×10^{-19}C，油滴 b 测得带电量为 3.71×10^{-19}C，油滴 b 可能带有几个电子电荷？
4. 本实验应用了静态（平衡）法测量电子电荷，查阅相关资料，简述动态（非平衡）法测量电子电荷的实验原理和步骤。

六、参考资料

密立根油滴仪简介

密立根油滴仪由水平放置的平行极板（油滴盒）、调平装置、照明装置、显微镜、电源、计时器(停表或数字毫秒计)等构成。

1. 油滴盒和分划板界面

油滴盒是本仪器很重要的部件,机械加工要求很高,其结构如图 3-6-3(a)所示。油滴盒防风罩前装有显微镜,通过胶木圆环上的观察孔观察平行极板间的油滴。监视器显示屏上有分划板界面,如图 3-6-3(b)所示,其总刻度相当于视场中 0.200 cm,用以测量油滴运动的距离 l。

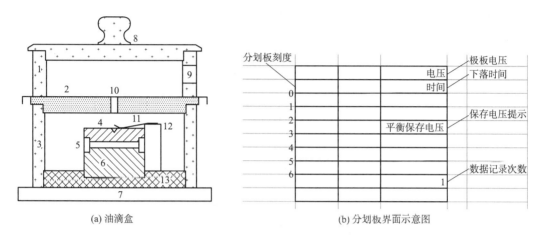

图 3-6-3 油滴盒和分划板界面

1—油雾室;2—油雾孔开关;3—防风罩;4—上电极板;5—胶木圆环;
6—下电极板;7—底板;8—上盖板;9—喷雾口;10—油雾孔;
11—上电极板压簧;12—上电极板电源插孔;13—油滴盒基座

2. 密立根油滴仪面板简介

密立根油滴仪面板结构如图 3-6-4 所示。下面主要介绍功能控制按钮 9 的使用方法。

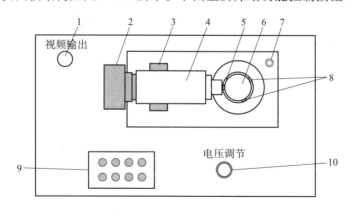

图 3-6-4 密立根油滴仪面板结构

1—视频输出插座;2—CCD 摄像头;3—调焦旋钮;4—显微镜;
5—观察孔;6—上、下电极板;7—水准泡;8—LED 照明灯;
9—功能控制按钮;10—电压调节旋钮

功能控制按钮 9 由极板电压控制按钮区域和计时存储按钮区域组成。分别介绍如下:

(1) 极板电压控制按钮一般由"平衡"、"提升"和"下降"(0 V)按钮组成。

① 按下"平衡"按钮时(部分仪器需先按下"工作"按钮,然后选择"平衡"或"提升"按钮给极板供电),上下电极板之间可加载 0~500 V 的直流电压。通过旋转电压调节旋钮,可在此范围内找到使被测油滴处于平衡状态的合适电压,即平衡电压。

② 按下"提升"按钮时,上下电极板之间将在平衡电压的基础上自动增加 200~300 V 的提升电压。

③ 按下"下降"按钮时(部分仪器标注为 0 V),上下电极板之间电压为 0 V,被测油滴下落一段距离后将进入匀速下落阶段。

(2) 计时存储按钮区域一般由"确认"按钮、"计时/暂停"按钮和"复位清除"按钮组成。

① "确认"按钮。此按钮具有两个功能:a. 开启仪器时仪器进入参数显示界面,此时按下按钮,仪器进入分划板界面;b. 仪器进入分划板界面之后,仪器处在测量状态,此时按一次"确认"按钮,记录一次测量数据,包括下落时间和平衡电压。可记录多组数据,如图 3-6-3(b)所示。

② "计时/暂停"按钮。当被测油滴位于刻度线 0 时,按下"计时/暂停"按钮开始计时;当被测油滴位于刻度线 6(即油滴下落了预定距离 1.2 mm)时,再次按下"计时/暂停"按钮停止计时(部分仪器"计时"和"暂停"两个按钮都有,需要根据情况按下相应按钮),稍后,上下电极板之间的电压自动恢复为平衡电压状态。此时按下"确认"按钮,仪器记录本次下落时间和平衡电压。

③ "复位清除"按钮。清除当前已保存的所有数据(下落时间和平衡电压)。部分仪器类似按钮可清除最近一次存储数据。

七、拓展阅读

密立根的油滴实验

密立根在前人的基础上,对带电油滴在电场和重力场中的运动进行了详细的实验和研究,测量出了基本电荷值,揭示了电荷量的量子性。

1897 年,英国物理学家汤姆孙测定了阴极射线的电子电荷与质量比,证明了电子的存在。1906 年,密立根被这一工作深深吸引,开始致力于基本电荷值的测量。最初他采用镭作为电离极,代替了 X 射线,重复汤姆孙的平板电极实验,测量了电子电荷量 $e = 1.34 \times 10^{-19}$ C。这个结果受到物理学家卢瑟福的赞许。

1909 年,为了研究云层的蒸发,密立根通过改变电场的方向,使云层所受的电力和重力方向相反,并适当加大电压,把云层稳定在某一高度来进行观察。当密立根把电压加到 10 000 V 时,奇迹出现了,云层立刻以不同的速度消散,根本稳不住,偶尔会有几滴水珠停留在空中不动。他立刻领悟到,这几滴水珠之所以不动,是因为它们所受的电力和重力相等。既然这样,为什么不用平衡的带电水滴来求电子的电量呢? 密立根水滴平衡法由此诞生。他用这种方法重复做了大量实验,测量到基本电荷的值是 $e = 1.55 \times 10^{-19}$ C。由于水滴容易被蒸发,后来密立根又改用钟表油,密立根用两块圆筒板做极板,制成了一个空气电容器,在上板的中心,钻一个小孔,让喷雾器喷出的油滴通过小孔进入平板之间,在平板上加可以随意调节的电压,用显微镜观察油滴,来确定油滴处于平衡时所需要的电压。用这种方法,可以计算油滴所带的电量。

1910年以后,密立根又改进了实验方法,他让油滴在电力和重力的共同作用下,上下运动,并且用镭或者X射线照射油滴,使油滴所带的电量发生改变。电量改变了,油滴运动的速度就会改变,从速度改变的差值就可以求出电荷量的改变差值。实验结果表明,油滴所带电量的变化总是基本电荷值的倍数。

密立根在这一实验工作中花费了10多年的心血,测量了基本电荷值,证明了电荷的不连续性。油滴实验的设计精湛巧妙,方法简单,在近代物理学发展史上具有重要意义,正是由于这一实验的成就,密立根获得了1923年的诺贝尔物理学奖。

实验 3.7　普朗克常数的测定

1887 年,赫兹在验证电磁波的存在时意外发现:一束光照射到金属表面,会有电子从金属表面逸出,这种物理现象称为光电效应。1888 年以后,哈耳瓦克斯、斯托列托夫、勒纳德等人对光电效应作了长时间的研究,并总结出了光电效应的基本实验规律。然而,用麦克斯韦的经典电磁理论无法对上述实验规律作出圆满的解释。

1905 年,爱因斯坦大胆地提出了"光量子假说",成功地解释了光电效应。光的粒子性随后被密立根、康普顿等人的一系列实验证实。其中,密立根从爱因斯坦的论文问世后即对光电效应开展全面的详尽的实验研究,经过十年左右艰苦卓绝的工作,1916 年密立根发表了详细的实验论文,证实了爱因斯坦光电效应方程的正确,并精确测出了普朗克常数的数值。随着科学技术的发展,光电效应已被广泛应用于工农业生产、国防和许多科技领域。

普朗克常数是自然科学中三个重要的物理常数之一,它可利用光电效应简单而准确地测量出来。通过光电效应实验测量普朗克常数,有助于理解光的粒子性,同时也可以更好地认识普朗克常数。

实验文件资源

观看微课

一、实验目的

(1)通过光电效应实验了解光的量子性。
(2)测量光电管的弱电流特性,找出不同频率光对应的遏止电压。
(3)掌握普朗克常数的测量方法。

二、实验仪器

普朗克常数测试仪、微电流测试仪。

三、实验原理

1. 光电效应

图 3-7-1 所示为用光电管进行光电效应实验的原理图,图中 GD 为光电管,K 为光电管阴极,A 为光电管阳极,G 为微电流计,V 为电压表,R 为滑线变阻器。调节 R 可使 A、K 之间获得从 $-U$ 到 $+U$ 连续变化的电压。频率为 ν、强度为 P 的光线照射在光电管阴极上,就会有光电子从阴极逸出。光电子在电极 K、A 之间的电场作用下向阳极运动,形成光电流。测量光电管的伏安特性曲线(见图 3-7-2),可以得到光电效应的基本规律:

(1)饱和光电流与入射光强度成正比。
(2)存在一个截止频率 ν_0,当入射光的频率低于截止频率 ν_0 时,不论光的强度如何,都没有光电子产生。
(3)光电子的最大初动能与入射光强度无关,但与入射光的频率成正比。
(4)光电效应是瞬时效应,一经光线照射,立即产生光电子;停止光照,立即没有光电子产生。

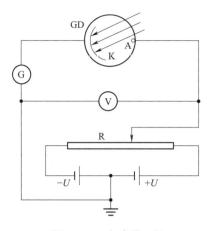

图 3-7-1　实验原理图

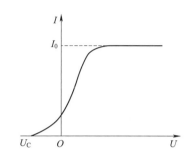

图 3-7-2　光电管的伏安特性曲线

光电效应的实验规律除第一条以外,都是光的波动理论不能解释的。为了解释光电效应的实验结果,在普朗克的能量子假说的基础上,爱因斯坦认为:从光源发出的光,不是按麦克斯韦电磁学说指出的那样以连续分布的形式把能量传播到空间,而是以 $h\nu$(ν 为光的频率)为能量单位(光量子)一份一份地向外辐射。当光照射金属时,具有能量 $h\nu$ 的一个光子作用于金属中的一个自由电子,把它的全部能量都交给这个电子,使电子逸出金属表面,发生光电效应。由能量守恒定律可得逸出电子最大初动能为

$$E = h\nu - W_s \quad \text{或} \quad \frac{1}{2}mu^2 = h\nu - W_s \tag{3-7-1}$$

式中,h 为普朗克常数,公认值为 $6.626\,19 \times 10^{-34}$ J·s;ν 为入射光的频率;m 为电子的质量;u 为光电子逸出金属表面时的初速度;W_s 为受光照射的金属材料的逸出功(或功函数),它是金属的固有属性,对于给定的金属材料 W_s 是一个定值,与入射光的频率和光强无关;$\frac{1}{2}mu^2$ 是没有受到空间电荷阻止、从金属中逸出的电子的最大初动能。式(3-7-1)也称爱因斯坦光电效应方程。

如欲从式(3-7-1)求得普朗克常数 h,式中的入射光频率 ν 及金属的逸出功 W_s 都是可以知道的,只是光电子的最大初动能 $\frac{1}{2}mu^2$ 难以直接测得。为此,可利用下述关系。

由式(3-7-1)可见,入射到金属表面的光频率越高,逸出来的电子的初动能必然也越大。因为光电子具有初动能,所以光电管即使不加电压,也会有光电子到达阳极而形成光电流,甚至阳极电压低于阴极时,也会有光电子落到阳极,直到阳极电压低于某一数值时,所有光电子都不能到达阳极,光电流才为零。这个相对于阴极为负值的阳极电压 U_c 被称为光电效应的遏止电压(或称遏止电位)。这时,光电子的最大初动能用来克服电场力做功,因而有

$$eU_c = \frac{1}{2}mu^2 \tag{3-7-2}$$

将式(3-7-2)代入式(3-7-1),即有

$$eU_c = h\nu - W_s \tag{3-7-3}$$

由于金属材料的逸出功 W_s 是金属的固有属性,对于给定的金属材料 W_s 是一个定值,它与

入射光的频率无关。将式(3-7-3)改写为

$$U_c = \frac{h}{e}\nu - \frac{W_s}{e} = \frac{h}{e}(\nu - \nu_0) \qquad (3-7-4)$$

式(3-7-4)表明,遏止电压 U_c 是入射光频率 ν 的线性函数。其斜率 $k = h/e$ 是一个正常数。于是可写成

$$h = ek \qquad (3-7-5)$$

可见,只要作出不同频率下的 U_c-ν 曲线,并求出此曲线的斜率 k,就可以通过式(3-7-5)求出普朗克常数 h 的数值,其中 $e = 1.60 \times 10^{-19}$ C 是电子电荷量的绝对值。

2. 实际测量中遏止电压的测定

实际测量的光电管伏安特性曲线如图 3-7-3 所示,比图 3-7-2 复杂,其原因如下:

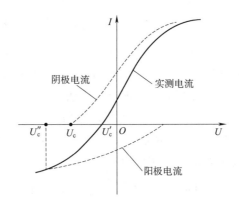

图 3-7-3　实际测量的光电管伏安特性曲线

(1)存在暗电流和本底电流。在完全没有光照射光电管的情形下,由于阴极本身的热电子发射等原因所产生的电流称为暗电流;由于外界各种漫反射光入射到光电管上所导致的电流称为本底电流。这两种电流属于实验中的系统误差,实验时需要加以观测,如果较大,应在作图时消去其影响。

(2)存在反向电流。在制造光电管的过程中,阳极不可避免地被阴极材料所玷污。在光的照射下被玷污的阳极也会发射电子,形成阳极电流(即反向电流)。因此实测电流是阴极电流和阳极电流叠加的结果。这就给确定遏止电压带来了麻烦。若用交点电压 U'_c 来代替 U_c 会有误差,用图 3-7-3 中反向电流开始饱和时拐弯点 U''_c 来代替 U_c 也会有误差。究竟采用哪种方法,应根据不同的光电管而定。本实验中可用拐弯点来确定遏止电压 U_c。

四、实验内容

1. 测试前的准备

(1)熟悉仪器面板上各旋钮、插件功能。用随机附带的屏蔽线连接仪器。

(2)将暗盒拉至距光源 30 ~ 50 cm 处,先遮盖住光电管暗盒窗口,再接通电源,让微电流测试仪预热 20 ~ 30 min,汞灯预热 20 min 以上。

(3)待仪器充分预热后,将"微电流量程转换"开关置于"调零"挡,慢慢调节"微电流指示"下方的"调零"电位器,使"微电流指示"表头显示为零(00.0);再将"微电流量程转换"开

关置于"满度"挡,慢慢调节"满度调节"电位器,使"微电流指示"表头显示为"−100.0"。

2. 观察光电管的暗电流

(1)将测试仪的"微电流量程转换"开关置于$\times 10^{-12}$挡(此时暗盒需要遮盖住)。

(2)顺时针缓慢调节"电压调节"旋钮,观察在不同电压下对应的电流值,此电流即为光电管的暗电流。(电流值 = 倍率×电表读数 A)

3. 观测光电管的伏安特性并记录和分析测量数据

(1)粗测遏止电压。将光源射出孔对准暗盒窗口,选择入射孔孔径,换上滤色片。缓慢顺时针旋转"电压调节"旋钮,从 −3 V 或 −2 V 调起,观察不同频率入射光下的电流变化情况,分别记下电流发生明显变化时所对应的电压值,作为精确测量遏止电压的参考。

注意:对于不同的入射孔径和入射光频率,需要将"微电流量程转换"开关置于适当的挡位,如$\times 10^{-11}$挡等。孔径不同时,相同频率的入射光所产生的光电流有何不同?

(2)测量光电流随电压的变化。依次测量波长为 365.0 nm、404.7 nm、435.8 nm、546.1 nm 和 577.0 nm 入射光照射时,光电流随电压的变化情况(切记测量过程中不要改变光源和暗盒之间的距离),并将数据填入表 3-7-1。

表 3-7-1　光电流随电压的变化

距离 L = _____ cm,光阑孔 Φ = _____ mm

365.0 nm	U_{KA}(V)										
	I_{KA}(A)										
404.7 nm	U_{KA}(V)										
	I_{KA}(A)										
435.8 nm	U_{KA}(V)										
	I_{KA}(A)										
546.1 nm	U_{KA}(V)										
	I_{KA}(A)										
577.0 nm	U_{KA}(V)										
	I_{KA}(A)										

(3)作不同波长入射光所对应的伏安特性曲线,确定该入射波长对应的遏止电压 U_c,并填入表 3-7-2。

表 3-7-2　不同波长入射光对应的遏止电压

距离 L = _____ cm,光阑孔 Φ = _____ mm

波长(nm)	365.0	404.7	435.8	546.1	577.0	$h(\times 10^{-34}$ J·s$)$	$E(\%)$
频率($\times 10^{14}$ Hz)							
U_c(V)							

(4)说明确定表 3-7-2 中遏止电压所使用的方法。

(5)作 U_c-ν 曲线图,求出直线的斜率 k 代入式(3-7-5)求出普朗克常数 $h = ek$,并计算测量值与公认值之间的误差。

注意：

(1) 仪器不宜在强磁场、强电场、高湿度及温度变化大的场合下工作。

(2) 配套滤色片是精选加工的组合玻璃片，要注意避免污染，保持良好的透光率。更换滤色片时应先将光源出光孔遮住；实验完毕后，要遮住光电管暗盒窗口，避免强光照射，延长光电管使用寿命。

(3) 汞灯电源关闭后，不能立即重新启动，必须等几分钟之后，再开通电源，否则灯会不亮。

(4) 测量过程中，若微电流测试仪表头的电流读数显示"100"，应将电流量程开关调至更高的挡位。

五、思考题

1. 在相同距离、光阑孔径和光强下，根据爱因斯坦光电效应方程解释不同入射光频率下伏安特性曲线电流大小的不同。

2. 假若由于暗电流的影响，测得的不同频率入射光对应的遏止电压都增大或减小了某一近似常量，对测得的普朗克常数值大小有何影响？

3. 思考如何消除实验测得的电流值中暗电流的影响。

4. 根据实验测得的不同入射光频率下伏安特性曲线，探讨确定遏止电压的方法。

六、参考资料

普朗克常数测试仪简介

WGP-2A 型普朗克常数测试仪一台，结构如图 3-7-4 所示，包括：光源及光电管暗盒一套；有色玻璃滤色片一组及直径 5 mm、10 mm、20 mm 小孔光阑一套（已集成在暗盒上）；电源线及屏蔽线二根。具体介绍如下：

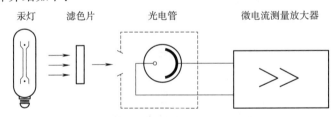

图 3-7-4 WGP-2A 型普朗克常数测试仪结构原理示意图

(1) GDh-1 型光电管，其阳极为镍圈，阴极为银-氧-钾（Ag-O-K），光谱响应范围为 340~700 nm，阴极灵敏度约为 1 μA/lm，暗电流约为 10^{-12} A。为避免杂散光和外界磁场对微弱电流的干扰，光电管安装在暗盒中，暗盒窗口可以安放直径 5 mm、10 mm、20 mm 光阑孔和直径 25 mm 的各种滤色片（本仪器已把光阑孔和滤色片集成在暗盒上）。

(2) 光源采用 GGQ-50 WHg 高压汞灯。

(3) 滤色片是一组直径为 25 mm 的带通型有色玻璃片，它具有滤选 365.0 nm、404.7 nm、435.8 nm、546.1 nm、577.0 nm 谱线的能力。

WGP-2A 型微电流测试仪：电流测量范围在 10^{-7}~10^{-13} A，分七挡十进制变换。电压量程为 0~±3 V，测试仪可连续工作 8 小时以上。

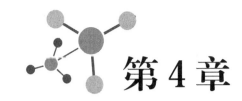

第4章 设计性实验

本章包含四个设计性实验,涉及流体的运动、声学和光学等领域。

设计性实验要求学生在课前预习时依据实验目的和实验内容的要求,设计实验步骤以及数据表格。实验课上,先由教师组织分析和讨论,确定实验方案正确可行,再由学生独立完成相应的实验操作。通过实验设计、讨论、实践的过程,培养学生利用理论知识分析解决实际问题的综合能力。

实验4.1　液体黏度的测定

液体黏度又称黏滞系数或内摩擦系数,是描述液体内摩擦性质的一个重要物理量。它表征液体反抗形变的能力,在液体内存在相对运动时才表现出来。液体黏度除了与物质的性质有关,还依赖于温度。

研究和测定液体黏度,在医学、材料科学和工程技术等领域有重要的意义。例如:人体血液黏度增加会使供血和供氧不足,引起心脑血管疾病;石油在封闭管道长距离输运时,其输运特性与黏滞性密切相关,在设计管道前须测量被输石油的黏度。

液体黏度的常用测定方法有毛细管法、落球法和旋转法。其中毛细管法适于测量黏度较低的液体,落球法适于测量黏度较高的液体,而旋转法可以用来测量血液等非牛顿流体的黏度。本实验采用毛细管法测定液体黏度。

一、实验目的

(1)理解液体黏度的概念。
(2)掌握用比较法测定液体黏度的实验设计方法。
(3)了解线性插值法。

二、实验仪器

乌氏黏度计及支架、电子秒表、温度计、水浴缸、蒸馏水、无水酒精、烧杯、移吸管、洗耳球。

三、实验原理

自然界中所有液体都具有一定的黏性。当液体作层流时,由于黏性的存在,不同流层具有不同的流速,因而各相邻流层之间由于相对运动而存在着切向的相互作用力——黏性力(即内摩擦力)。实验发现,液体内部两相邻流层间的黏性力的大小 F 与该处的速率梯度 dv/dy 以及两液层间的接触面积 ΔS 成正比,即

$$F = \eta \frac{dv}{dy} \Delta S \tag{4-1-1}$$

式中,比例系数 η 为黏滞系数,又称黏度。不同液体具有不同的黏度。液体黏度随温度的升高而减小。

当液体在水平细管中作稳定流动时,若细管横截面积为 S,管长为 L,细管两端的压强差为 Δp,经过时间 Δt,流经细管的黏度为 η 的液体体积为 V,依据泊肃叶公式,可得

$$V = \frac{S^2}{8\pi\eta} \cdot \frac{\Delta p}{L} \cdot \Delta t \tag{4-1-2}$$

对于同一细管,若换用另一种黏度为 η' 的液体,细管两端压强差为 $\Delta p'$,若使流经细管的液体体积仍为 V,所需时间就为 $\Delta t'$,则有

$$V = \frac{S^2}{8\pi\eta'} \cdot \frac{\Delta p'}{L} \cdot \Delta t' \tag{4-1-3}$$

将(4-1-2)和(4-1-3)两式相除,可得

$$\eta' = \frac{\Delta p'}{\Delta p} \cdot \frac{\Delta t'}{\Delta t} \cdot \eta \tag{4-1-4}$$

若细管沿铅直方向放置(这时管中液柱高度为 Δh),则压强差是由管中液体重力引起的,即 $\Delta p = \rho g \Delta h$,$\Delta p' = \rho' g \Delta h$,于是

$$\frac{\Delta p'}{\Delta p} = \frac{\rho'}{\rho} \tag{4-1-5}$$

式中,ρ 及 ρ' 是两种不同液体的密度,因此式(4-1-4)可改写为

$$\eta' = \frac{\rho' \cdot \Delta t'}{\rho \cdot \Delta t} \cdot \eta \tag{4-1-6}$$

由式(4-1-6)可看出,如果已知一种液体的黏度 η 和两种液体的密度 ρ 及 ρ',则只要测出同体积的两种液体流经同一细管所用的时间 Δt 和 $\Delta t'$,便可计算出被测液体的黏度 η'。

本实验把蒸馏水作为标准液体,其黏度 η 值是已知量,无水酒精的黏度 η' 值为待测量。

这种根据同一实验原理,在相同的实验条件下由一种物质的已知量求得另一种物质相应量(未知量)的方法,称为比较测量法,它是实验科学中常用的原理性方法之一。

四、实验内容

根据附表中给定的蒸馏水的黏度,利用比较测量法测定实验温度下无水酒精的黏度。

(1)自行设计实验步骤和实验数据表格,获得实验温度下无水酒精的黏度。

(2)将实验结果与本实验参考资料表4-1-3中的公认值范围进行比较,计算相对误差,分析误差产生的可能原因。

注意:

(1)乌氏黏度计是玻璃仪器,易碎。

(2)测定某种液体前,要用该待测液对黏度计进行仔细清洗,特别要注意清洗毛细管部分。

(3)取下黏度计倾倒废液时,要防止液体倒灌入打气球,也不要将橡皮管拆下或折扁。

(4)安装黏度计时要铅直安装,避免倾斜。

五、思考题

1. 实验中若在测蒸馏水时黏度计倾斜放置,而在测无水酒精时铅直放置,这对实验结果会有何影响?若反过来,则又如何?

2. 实验中若毛细管中出现气泡是否会对实验结果有影响?请具体说明原因。

3. 本实验中误差产生的主要原因有哪些?可以采取哪些措施来减小实验误差?

4. 毛细管的粗细对液体流过毛细管的时间有什么影响?对黏度较小的液体进行测量时,应该选择何种内径的毛细管黏度计?

5. 如果实验前,黏度计没有用待测液清洗,测量结果会偏大还是偏小?可自行设计实验方案进行验证。

6. 液体黏度随温度变化有什么规律?可自行设计实验方案进行验证。

六、参考资料

1. 乌氏黏度计简介

乌氏黏度计的结构如图4-1-1所示。黏度计由A、B、C三个支管组成,较粗的支管A经过一条橡皮管与打气球相连,支管C与大气相通,以保证测量时D泡内气体压强恒定(即环境大气压)。支管B上有三个玻璃泡H、O和D,玻璃泡O的上下有两条刻线m、n,O与D之间的中部是一段毛细管L。实验时待测液在重力作用下经L下降。当液面从m刻线下降到n刻线时,通过毛细管的液体体积即为m、n之间的容积。对于同一个黏度计,这个容积是一定的。此外,为了维持待测液的温度相对稳定,实验时可将黏度计浸泡在盛满蒸馏水的水浴缸内,用水浴温度代表待测液温度。

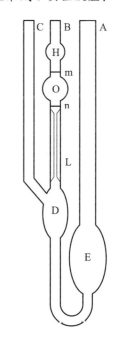

图4-1-1 乌氏黏度计的结构

2. 实验附表

不同温度下蒸馏水的黏度 η 和密度 ρ 见表4-1-1。

表 4-1-1　不同温度下蒸馏水的黏度 η 和密度 ρ

$t(℃)$	$\eta(mPa·s)$	$\rho(kg·m^{-3})$	$t(℃)$	$\eta(mPa·s)$	$\rho(kg·m^{-3})$	$t(℃)$	$\eta(mPa·s)$	$\rho(kg·m^{-3})$
0.00	1.792 1	999.842 5	14.00	1.170 9	999.247 4	28.00	0.836 0	996.236 5
1.00	1.731 3	999.901 5	15.00	1.140 4	999.102 6	29.00	0.818 0	995.947 8
2.00	1.672 8	999.942 9	16.00	1.111 1	998.946 0	30.00	0.800 7	995.650 2
3.00	1.619 1	999.967 2	17.00	1.082 8	998.777 9	31.00	0.784 0	995.344 0
4.00	1.567 4	999.975 0	18.00	1.055 9	998.598 6	32.00	0.767 9	995.029 2
5.00	1.518 8	999.966 8	19.00	1.029 9	998.408 2	33.00	0.752 3	994.706 0
6.00	1.472 8	999.943 2	20.00	1.005 0	998.207 1	34.00	0.737 1	994.374 5
7.00	1.428 4	999.904 5	21.00	0.981 0	997.995 5	35.00	0.722 5	994.034 9
8.00	1.386 0	999.851 2	22.00	0.957 0	997.773 5	36.00	0.708 5	993.687 2
9.00	1.346 2	999.783 8	23.00	0.935 5	997.541 5	37.00	0.694 7	993.331 6
10.00	1.307 7	999.702 6	24.00	0.914 2	997.299 5	38.00	0.681 4	992.968 3
11.00	1.273 1	999.608 1	25.00	0.893 7	997.047 9	39.00	0.668 5	992.597 3
12.00	1.236 3	999.500 4	26.00	0.873 7	996.786 7	40.00	0.656 0	
13.00	1.202 8	999.380 1	27.00	0.854 8	996.516 2			

不同温度下无水酒精的密度见表 4-1-2。

表 4-1-2　不同温度下无水酒精的密度 $\rho'(×10^3 kg·m^{-3})$

$t(℃)$	0.0	0.1	0.2	0.3	0.4	0.5	0.6	0.7	0.8	0.9
10	0.797 84	0.797 75	0.797 67	0.797 58	0.797 50	0.797 41	0.797 33	0.797 25	0.797 16	0.797 08
11	0.796 99	0.796 91	0.796 82	0.796 74	0.796 65	0.796 57	0.796 48	0.796 40	0.796 31	0.796 23
12	0.796 14	0.796 06	0.795 98	0.795 89	0.795 81	0.795 72	0.795 64	0.795 55	0.795 47	0.795 38
13	0.795 30	0.795 21	0.795 13	0.795 04	0.794 96	0.794 87	0.794 79	0.794 70	0.794 62	0.794 53
14	0.794 45	0.794 36	0.794 28	0.794 19	0.794 11	0.794 02	0.793 94	0.793 85	0.793 77	0.793 68
15	0.793 60	0.793 52	0.793 43	0.793 35	0.793 26	0.793 18	0.793 09	0.793 01	0.792 92	0.792 84
16	0.792 75	0.792 67	0.792 58	0.792 50	0.792 41	0.792 32	0.792 24	0.792 15	0.792 07	0.791 98
17	0.791 90	0.791 81	0.791 73	0.791 64	0.791 56	0.791 47	0.791 39	0.791 30	0.791 22	0.791 13
18	0.791 05	0.790 96	0.790 88	0.790 79	0.790 71	0.790 62	0.790 54	0.790 45	0.790 37	0.790 28
19	0.790 20	0.790 11	0.790 02	0.789 94	0.789 85	0.789 77	0.789 68	0.789 60	0.789 51	0.789 43
20	0.789 34	0.789 26	0.789 17	0.789 09	0.789 00	0.788 92	0.788 83	0.788 74	0.788 66	0.788 57
21	0.788 49	0.788 40	0.788 32	0.788 23	0.788 15	0.788 06	0.787 97	0.787 89	0.787 80	0.787 72
22	0.787 63	0.787 55	0.787 46	0.787 38	0.787 29	0.787 20	0.787 12	0.787 03	0.786 95	0.786 86
23	0.786 78	0.786 69	0.786 60	0.786 52	0.786 43	0.786 35	0.786 26	0.786 18	0.786 09	0.786 00
24	0.785 92	0.785 83	0.785 75	0.785 66	0.785 58	0.785 49	0.785 40	0.785 32	0.785 23	0.785 15
25	0.785 06	0.784 97	0.784 89	0.784 80	0.784 72	0.784 63	0.784 54	0.784 46	0.784 37	0.784 29
26	0.784 20	0.784 11	0.784 03	0.783 94	0.783 86	0.783 77	0.783 68	0.783 60	0.783 51	0.783 43
27	0.783 34	0.783 25	0.783 17	0.783 08	0.782 99	0.782 91	0.782 82	0.782 74	0.782 65	0.782 56
28	0.782 48	0.782 39	0.782 30	0.782 22	0.782 13	0.782 05	0.781 96	0.781 87	0.781 79	0.781 70
29	0.781 61	0.781 53	0.781 44	0.781 36	0.781 27	0.781 18	0.781 10	0.781 01	0.780 92	0.780 84

不同温度下无水酒精的黏度 η' 上下限值见表 4-1-3。

表 4-1-3 不同温度下无水酒精的黏度 η' 上下限值 (mPa·s)

$t(℃)$	η'(上限)	η'(下限)	$t(℃)$	η'(上限)	η'(下限)	$t(℃)$	η'(上限)	η'(下限)
12.00	1.412	1.339	20.00	1.213	1.144	28.00	1.044	0.984
13.00	1.385	1.312	21.00	1.190	1.122	29.00	1.025	0.966
14.00	1.359	1.287	22.00	1.168	1.101	30.00	1.007	0.949
15.00	1.333	1.261	23.00	1.146	1.080	31.00	0.988	0.932
16.00	1.308	1.237	24.00	1.125	1.060	32.00	0.970	0.915
17.00	1.283	1.213	25.00	1.104	1.040	33.00	0.953	0.898
18.00	1.259	1.189	26.00	1.084	1.021	34.00	0.936	0.883
19.00	1.236	1.166	27.00	1.064	1.002	35.00	0.919	0.867

七、拓展阅读

1. 落球法测定液体黏度

落球法可用于测量黏度较大的透明或半透明液体,如蓖麻油、甘油等。实验装置如图 4-1-2 所示。

当金属小球在黏性液体中下落时,受到三个竖直方向的作用力:小球的重力 F_G、液体作用于小球的浮力 F_b 及黏性摩擦阻力 F_f。

$$F_G = \frac{1}{6}\pi d^3 \rho g \tag{4-1-7}$$

$$F_b = \frac{1}{6}\pi d^3 \rho_0 g \tag{4-1-8}$$

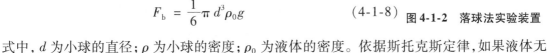

图 4-1-2 落球法实验装置

式中,d 为小球的直径;ρ 为小球的密度;ρ_0 为液体的密度。依据斯托克斯定律,如果液体无限广延,小球直径 d 很小且在运动中不产生涡旋,那么小球所受到的黏性摩擦阻力为

$$F_f = 3\pi \eta v d \tag{4-1-9}$$

由于黏性摩擦阻力与小球速度 v 成正比,小球在下落一段距离后,所受三个力达到平衡,小球将以某一速度 v_0 匀速下落,此时有

$$\frac{1}{6}\pi d^3(\rho - \rho_0)g = 3\pi \eta v_0 d \tag{4-1-10}$$

由式(4-1-10),可得到黏度 η 的表达式为

$$\eta = \frac{(\rho - \rho_0)g d^2}{18 v_0} \tag{4-1-11}$$

若小球匀速下落距离 l 所用的时间为 t,则将 $v_0 = l/t$ 代入式(4-1-11),可得

$$\eta = \frac{(\rho - \rho_0)g d^2 t}{18 l} \tag{4-1-12}$$

实验时,待测液体必须盛于容器中,故不能满足无限广延的条件。当容器内径为 D,容器内液体的深度为 H 时,式(4-1-12)需作如下修正方能符合实际情况

$$\eta = \frac{(\rho - \rho_0)gd^2 t}{18l} \frac{1}{\left(1 + 2.4\dfrac{d}{D}\right)\left(1 + 1.6\dfrac{d}{H}\right)} \tag{4-1-13}$$

2. 旋转法测定液体黏度

常用的旋转式黏度计有转筒式和锥板式两种。转筒式黏度计的结构如图4-1-3所示,其由两个长度为 L 的竖直同轴圆筒组成,外筒内径为 R_1,内筒半径为 R_2。圆轮与内筒固定,半径为 R,砝码、挂钩和挂桶的质量之和为 m。Ⅰ、Ⅱ、Ⅲ 分别为侧面液体、底端面液体及底端面外侧的环状液体。实验中,选取适当质量的砝码,使内筒匀速转动,由外力矩和阻力矩平衡可推导出液体黏度的表达式。

若仅计及侧面液体Ⅰ的阻力矩,则黏度 η 表达式为

$$\eta = \frac{mgR\,T_0(R_1 - R_2)}{4\pi^2 R_2^3 L} \tag{4-1-14}$$

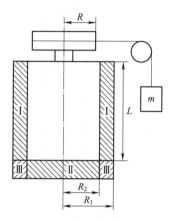

图 4-1-3 转筒式黏度计的结构

式中,T_0 为内筒匀速转动周期。

锥板式黏度计由共轴的一圆形锥板和在其上方的一圆锥体组成。圆锥体的顶点向下与锥板相接触,使锥体与锥板表面之间形成一夹角很小(一般小于4°)的间隙,其中充满待测液体。实验中,锥板以一已知的角速度旋转,上面的椎体基本保持不动,通过测量圆锥体承受的扭矩就可以计算出待测液体的黏度。

3. 血液黏度的测定方法及其临床意义

血液黏度是表征血液总体(包括血细胞和血浆)流动性的指标。血液黏度异常与临床许多疾病的发生、发展密切相关,为疾病的病因机制探讨、治疗、预后判断、疗效观察等提供了十分重要的信息。研究发现,高黏血症是心脑血管疾病形成和发展的重要因素。心肌梗死、脑梗死等许多心脑血管疾病,均存在高黏血症状态。因此,测定血液黏度,探究血液黏度的影响因素,掌握血液黏度变化规律,对于了解血液的流动性质,尤其是对于揭示血液流变学参数的改变与某些疾病的发生和发展的关系,具有重要意义。

血浆黏度和全血黏度是反映血液黏度的两项重要指标。影响血浆黏度的主要因素是温度和血浆组分,如纤维蛋白原、球蛋白、白蛋白、脂类和血糖等,其中以纤维蛋白原对血浆黏度影响最大。由于血浆一般被认为是牛顿流体,因此可选用毛细管法进行黏度的测定。影响全血黏度的主要因素有红细胞压积、红细胞聚集性和变形性、血浆黏度及温度等。由于血液内含大量血细胞及其他成分,其黏度不固定,随着剪切速率的改变而发生相应的变化,一般认为全血是非牛顿液体,须使用旋转式黏度计进行黏度测定。

实验 4.2　超声声速测定

声波属于机械波,是机械振动在弹性介质中的传播。人耳可以听到的声波频率一般为 20～20 000 Hz,频率低于 20 Hz 的声波称为次声波,频率高于 20000 Hz 的声波称为超声波。声波在介质中传播时,其传播速度与介质的特性和状态有关。超声波的频率高、波长短,具有方向性好、穿透力强及抗干扰等优点,因此可以利用超声波进行声速的测量。本实验将通过共振干涉法与相位法来测定超声波的声速。

超声波还可以用于探测物体、深海测量等。在工业应用中,通过超声探伤可无损伤地探测工件内部的气泡、裂缝等缺陷。这些有关超声波特性的应用将在"实验 5.1 超声波特性研究"中介绍。

实验文件资源　　观看微课

一、实验目的

(1) 进一步熟悉双踪示波器的使用。
(2) 学会用共振干涉法和相位法测量空气(及液体)中声速的方法。
(3) 掌握用作图法处理数据。

二、实验仪器

超声声速测定仪、示波器、综合声速测定仪信号源(简称信号源)、连接导线。

三、实验原理

1. 共振干涉法

如图 4-2-1 所示,发射器 S1 发出一列具有一定频率的超声波,经介质传播到接收器 S2。如果接收面和发射面平行,入射波在接收面上被反射,反射波和入射波就会在二者之间相干叠加。当 S1 和 S2 之间的距离 L 恰好等于半波长的整数倍,即 $L = k(\lambda/2)(k = 1,2,3,\cdots)$ 时,S1 和 S2 之间形成稳定的驻波。驻波中振幅最小的点称为波节,振幅最大的点称为波腹。相邻波腹(或波节)的距离为 $\lambda/2$。

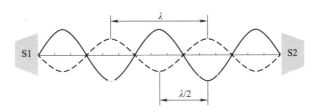

图 4-2-1　驻波波节和波腹

当接收面 S2 处为波节时,介质的疏密变化最大,则声压最大,因此从示波器上可观察到较大幅度的信号;当 $L \neq k(\lambda/2)$ 时,在接收面 S2 处的声压减小,观察到的信号幅度较小。移动 S2 的位置(即改变 S1 和 S2 之间的距离 L),从示波器上可以观察到声振动幅值不断地由最大变到最小再变到最大。由驻波理论可知,相邻的两振幅最大之间的距离为 $\lambda/2$,相应地,S2

移动过的距离也是 λ/2。据此可以测量超声波的波长。根据超声波的波长、频率和声速的关系 $v = \lambda \cdot f$，可求得声速。

2. 相位法

由发射器 S1 发出的超声波到达接收器 S2，S1 与 S2 之间的距离为 L，则 S1 处和 S2 处振动的相位差为

$$\theta = \varphi_2 - \varphi_1 = 2\pi \frac{L}{\lambda} = 2\pi f \frac{L}{v} \tag{4-2-1}$$

可以通过测量相位差 θ 来求得声速。相位差 θ 可用两个相互垂直的振动合成的李萨如图形来测定。

将发射端 S1 处的振动输入示波器 y 轴，其振动方程为

$$y = A_1 \cos(\omega t + \varphi_1) \tag{4-2-2}$$

将接收端 S2 接收到的振动输入示波器 x 轴，其振动方程为

$$x = A_2 \cos(\omega t + \varphi_2) \tag{4-2-3}$$

式中，A_1 和 A_2 分别为 y、x 方向振动的振幅；ω 为角频率；φ_1 和 φ_2 分别为 y、x 方向振动的初相位，则合成振动轨迹方程为

$$\frac{x^2}{A_1^2} + \frac{y^2}{A_2^2} - \frac{2xy}{A_1 A_2} \cos\theta = \sin^2\theta \tag{4-2-4}$$

此方程描述的轨迹为椭圆。椭圆长、短轴和方位由相位差 $\theta = \varphi_2 - \varphi_1$ 决定。如图 4-2-2 所示，当 $\theta = 0$ 时，由式(4-2-4)得 $y = (A_2/A_1)x$，即轨迹为处于第一象限和第三象限的直线，显然直线的斜率为 A_2/A_1。当 $\theta = \pi$ 时，得 $y = (-A_2/A_1)x$，则轨迹为处于第二象限和第四象限的直线。

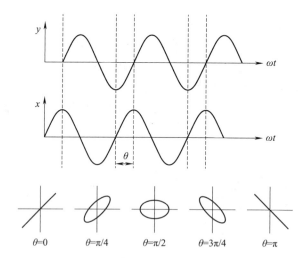

图 4-2-2 用李萨如图形观测相位的变化

固定 S1 的位置，改变 S2 的位置，示波器上的图形就会随之发生变化。假设 S2 在某一位置时，示波器上的李萨如图形是斜率为正的直线，此时 S2 处与 S1 处振动的相位差为 0。当李萨如图形由斜率为正的直线变为椭圆，再变到斜率为负的直线时，S2 处与 S1 处振动的相位差就由 0 变为 π。因此，可以通过示波器来观察相位差的变化，从而准确地测定相位差变化一

个周期时接收器 S2 移动的距离,即声波的波长 λ。然后在信号源频率显示窗口中直接读出超声波的频率,利用 $v = \lambda \cdot f$ 可计算出声速。

3. 声速的理论值

空气中声速的理论值公式为 $v_t = v_0 \sqrt{T/T_0}$,式中,$v_0 = 331.45$ m/s 是 $T_0 = 273.15$ K 时的声速;$T = (t + 273.15)K$,其中,t 为空气温度(℃)。

纯水中声速的理论值公式为 $v_t = v_0 + 1.5t$,式中,$v_0 = 1\,450$ m/s 为 0 ℃ 时纯水中的声速;t 为纯水温度(℃)。

四、实验内容

1. 测定空气中的声速

利用共振干涉法和相位法测量空气中的声速。请自行设计实验步骤和实验数据表格,在换能器的谐振状态下进行实验,获得室温下空气中声速的测量值。将声速的测量值与其理论值比较,计算相对误差。

2. 测量不同液体(如水、甘油)中的声速(选做)

自行设计实验方案,获得不同液体中的声速测量值。

注意:当信号源有输出时,两只换能器端面不能接触,它们之间的距离必须大于 1 cm,否则会改变发射换能器谐振频率。

五、思考题

1. 为什么要在换能器谐振状态下测量声速?
2. 实验中怎样才能知道接收换能器接收面的声压为极大值?
3. 用相位法测定声速时,为什么选择直线而不是椭圆作为测量的基准?当图形从斜率为正的直线变为斜率为负的直线时,相位变化多少?
4. 声波在不同介质中传播时声速不同,原因是什么?

六、参考资料

1. 实验装置

实验装置接线如图 4-2-3 所示,图中 S1 和 S2 为压电陶瓷超声换能器。综合声速测定仪信号源(简称信号源)输出的正弦交变电压信号接到换能器 S1 上,使 S1 发出一列平面超声波,向 S2 方向传播。S2 作为超声波接收器,把接收到的声压转换成交变的正弦电压信号后输入示波器观察。同时,S2 反射一部分超声波。这样,由 S1 发出的超声波和由 S2 反射的超声波在 S1 和 S2 之间产生定域干涉。

换能器 S1 与 S2 的位置分别与游标卡尺的主尺和游标相对定位,所以二者相对距离的变化量可以由游标卡尺直接测量。

2. 压电陶瓷换能器

声速实验所采用的声波频率一般为 20 ~ 60 kHz,在此频率范围内,采用压电陶瓷换能器作为声波的发射器和接收器效果最佳。

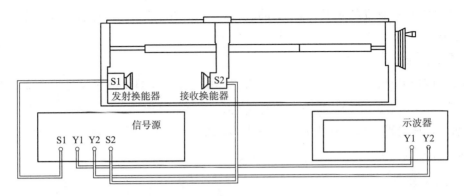

图 4-2-3　实验装置连线图

压电陶瓷片由一种多晶结构的压电材料(如石英、锆钛酸铅陶瓷等)制成。在应力作用下,压电材料的两极产生异号电荷,这使两极间产生电位差(称为正压电效应);反之,在压电材料上加上一定的电压时,又能使它产生应变(称为逆压电效应)。利用上述可逆效应可将压电材料制成压电换能器,以实现声能与电能的相互转换。压电换能器可以把电能转换为声能作为声波发生器,也可把声能转换为电能作为声波接收器。根据工作方式不同,压电陶瓷换能器可分为纵向(振动)换能器(见图 4-2-4)、径向(振动)换能器和弯曲振动换能器。

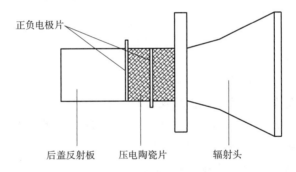

图 4-2-4　纵向换能器的结构

压电陶瓷元件在日常生活中有广泛的应用。例如:家庭燃气灶的电子打火装置、气体打火机的点火装置、压电陶瓷蜂鸣器等,都是采用压电陶瓷元件实现压力和电力之间的相互转换。

只有当换能器 S1(固定不动)的发射面与 S2(可移动)的接收面保持平行时才有较好的接收效果。为了得到较清晰的接收波形,应将外加的驱动信号频率调节到发射换能器 S1 的谐振频率点处,此时换能器才能较好地进行声能与电能的相互转换,提高测量精度,以达到较好的实验效果。

实验 4.3 光栅光谱仪的应用——遮阳材料防紫外性能测试

紫外辐射处于太阳辐射光谱的 100~400 nm 波段,其能量占太阳辐射总量的 8%。紫外线按照其辐射波长的不同,可以分为 UVA(波长为 315~400 nm)、UVB(波长为 280~315 nm)以及 UVC(波长小于 280 nm)三个波段。UVC 几乎完全被臭氧层吸收,基本到达不了地面。UVB 的辐射量与臭氧层的变化有密切的关系,长期照射会引起人体 DNA 损坏,导致过敏和慢性反应,引起皮肤红肿和灼伤。UVA 辐射量的变化基本上同臭氧层的变化没有关系,它可以穿透皮肤的真皮层,皮肤则通过色素和角质层来保护自己。

炎热的夏季,许多人外出时戴遮阳帽、打遮阳伞,或穿防晒服,以遮蔽阳光对皮肤的伤害。本实验利用光栅光谱仪对遮阳材料的防紫外性能进行测试。

实验文件资源

一、实验目的

(1) 了解光栅光谱仪的工作原理和使用。
(2) 掌握利用光栅光谱仪进行光谱测量的方法。
(3) 用光栅光谱仪对遮阳材料的防紫外性能进行测试。

二、实验仪器

光栅光谱仪、低压汞灯、溴钨灯、遮阳材料、普通透明材料。

三、实验原理

1. 透过率与吸光度

光通过溶液或者某介质时,与物质发生作用,透射光的强度减弱,如图 4-3-1 所示。透过率 T(Transmittance) 是指透射光的强度 I 与入射光强度 I_0 的比值,即

$$T = \frac{I}{I_0} \times 100\% \qquad (4\text{-}3\text{-}1)$$

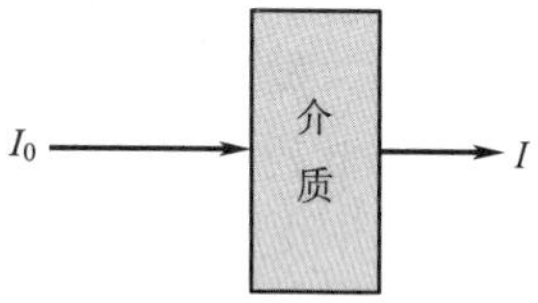

一般来说,影响透过率 T 的因素很多,如溶液的浓度、温度、介质的厚度和入射光的波长等。

吸光度 A(Absorbance) 是指光通过溶液或某一物质前的入射光强度与通过溶液或物质后的透射光强度比值的对数,即

图 4-3-1 光透过某介质的示意图

$$A = \log \frac{1}{T} = \log \frac{I_0}{I} \qquad (4\text{-}3\text{-}2)$$

吸光度 A 是衡量光被吸收程度的一个物理量。

2. 光栅光谱仪原理

光栅光谱仪一般由光栅单色仪、接收单元、扫描系统、电子放大器、A/D 采集单元、计算机组成。其光学原理如图 4-3-2 所示。

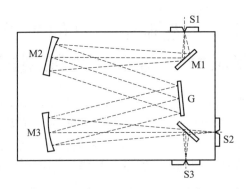

图 4-3-2 光栅光谱仪的光学原理
M1—反射镜;M2—准直镜;M3—物镜;G—平面衍射光栅;
S1—入射狭缝;S2—光电倍增管接收;S3—CCD 接收

入射缝和出射缝均为直狭缝(宽度范围为 0~2 mm,连续可调),光源发出的光束进入狭缝 S1,S1 位于反射式准直镜 M2 焦面上,通过 S1 射入的光束经 M2 反射成平行光束投向平面光栅 G(2 400 条/mm,波长范围为 200~660 nm)上,衍射后的平行光束经 M3 成像在 S2 或 S3 上。

在光栅光谱仪中,常使用反射式闪耀光栅(见图 4-3-3),锯齿形是光栅刻痕形状。现考虑相邻刻槽的相应点上反射的光线,PQ 和 $P'Q'$ 是以 I 角入射的光线,QR 和 $Q'R'$ 是以 I' 角衍射的两条光线。PQR 和 $P'Q'R'$ 两条光线之间的光程差是 $b(\sin I + \sin I')$,其中 b 是相邻刻槽间的距离,称为光栅常数。当光程差满足光栅方程

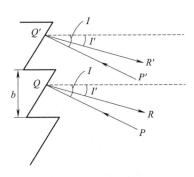

图 4-3-3 反射式闪耀光栅示意图

$$b(\sin I + \sin I') = k\lambda, \quad k = 0, \pm 1, \pm 2, \cdots \tag{4-3-3}$$

时,光强有一极大值,即出现一条亮的光谱线。

当光谱线的级数 k 确定,通过测量 I 和 I' 即可确定衍射光的波长 λ,这就是利用光栅衍射测量光谱的原理。为了对光谱进行扫描,将光栅安装在转盘上,电极驱动转盘转动,可以改变入射角 I,由此改变波长范围,实现较大波长范围的扫描。软件中的初始化工作,就是通过改变 I 的大小改变测试波长范围的。

四、实验内容

根据本实验参考资料中给出的光栅光谱仪使用基本步骤,通过比较遮阳材料和普通透明材料的透过率或吸光度,研究遮阳材料的防紫外线效果。

(1)自行设计实验步骤,获得两种材料的透过率或吸光度。
(2)依据实验数据,制定材料防紫外性能的评价标准。
(3)分析实验用两种材料的防紫外性能,并给出结论。

五、思考题

1. 戴遮阳帽防紫外线属于物理防护,除此之外,还有哪些防紫外线的方法?
2. 防晒霜防紫外线的原理是什么?
3. 利用光栅光谱仪还可以开展哪些实验?

六、参考资料

1. 汞灯标准谱线

汞灯的标准谱线如图 4-3-4 所示。

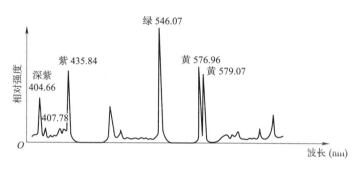

图 4-3-4　汞灯的标准谱线

2. 光栅光谱仪使用基本步骤

(1) 光栅光谱仪的准备。

① 将光栅光谱仪的转换开关置于"光电倍增管"挡,接通电源,将电压调至 400～500 V。根据光源等实际情况,调节 S1 和 S2(S3) 狭缝的大小。

② 打开计算机,点击光栅光谱仪的控制软件,选择光电倍增管。光栅光谱仪开始初始化。

光栅光谱仪的操作使用说明

(2) 用低压汞灯进行光栅光谱仪的波长定标。

① 打开低压汞灯,预热。将低压汞灯置于狭缝 S1 前,均匀照亮狭缝。

② 在软件界面点击"新建",选择"能量"模式,进行单程扫描获得汞灯谱线图。

③ 通过寻峰,读出汞灯谱线波长。与汞灯的标准谱线进行比较,记录各谱线之间的差值,进行波长修正。再次寻峰,确定汞灯谱线波长已被修正。

④ 保存数据文件。

完成以上步骤后,光栅光谱仪被校准,开始实验。首先测定溴钨灯光谱的基线,然后进行材料的透过谱或透过率测量。

实验 4.4　偏振光旋光实验

1811 年,法国物理学家阿拉戈(D. F. J. Arago)发现,当线偏振光通过石英晶体时,它的振动面会绕光的传播方向转过一定的角度。1815 年,法国物理学家毕奥(Jean-Baptiste Biot)在酒石酸中发现相同的现象,这种现象称为旋光现象。除石英晶体和酒石酸外,许多物质如氯酸钠、糖溶液、松节油等都有旋光性。

近 200 年来,围绕产生旋光现象的原因、机理,科学家们的探索有力地推动了对物质结构的认识和有机化学的发展。与此同时,旋光现象也在化学、化工、物理、医学等领域得到了广泛应用。在制糖工业中,利用旋光现象可以测定糖溶液的浓度;在制药工业、药品检测及商品检测领域中,也常利用旋光现象测定一些药物和商品(如可卡因、尼古丁、樟脑等)的浓度。本实验利用旋光现象,测定葡萄糖水溶液的比旋光率及溶液的浓度。

实验文件资源

观看微课

一、实验目的

(1)理解偏振光的产生和检测方法。
(2)观察旋光现象,了解旋光物质的旋光性质。
(3)测定葡萄糖水溶液的比旋光率与未知葡萄糖水溶液的浓度。

二、实验仪器

半导体激光器、偏振片、长度约为 200 mm 的玻璃样品管 7 只(6 只充满已知浓度糖溶液,1 只未知浓度)、放大镜、光屏、光功率计等。

三、实验原理

当线偏振光在某些晶体或溶液中穿过一段距离时,光的振动面将旋转一定的角度,这种现象称为旋光现象,旋转的角度称为旋光度。能产生旋光现象的物质叫做旋光物质。旋光物质有右旋和左旋之分。迎着光传播的方向观察,使振动面沿顺时针方向旋转的物质,称为右旋物质;使振动面沿逆时针方向旋转的物质,称为左旋物质。

实验表明,对于一定波长的线偏振光,旋光度 θ 与被穿过物质的厚度 l 成正比,即

$$\theta = \alpha l$$

式中,α 为旋光率,它与物质的种类和光的波长有关。

在旋光物质的溶液中,旋光度还与溶液的浓度成正比,即

$$\theta = [\alpha]_\lambda^t Cl \tag{4-4-1}$$

式中,$[\alpha]_\lambda^t$ 是溶液的比旋光率,上角标 t 表示实验时的温度(单位:℃);λ 为单色光波长(单位:nm);θ 为测得的旋光度(单位:°);l 为样品管的长度(单位:dm);C 为溶液浓度(单位:g/cm³)。

由式(4-4-1)可知,如果已知溶液浓度 C 和液柱长度 l,只要测出旋光度 θ 就可以计算出

旋光物质溶液的比旋光率。

温度也会影响溶液的比旋光率。在 14～30 ℃ 之间，当温度 t 偏离 20 ℃，比旋光率随温度变化的关系为

$$[\alpha]_\lambda^t = [\alpha]_\lambda^{20}[1 - 0.000\,37 \times (t-20)] \tag{4-4-2}$$

在 20 ℃ 附近温度每升高 1 ℃，葡萄糖水溶液的比旋光率约减少 $0.02° \cdot g^{-1} \cdot cm^3 \cdot dm^{-1}$。

表 4-4-1 给出了一些溶液在温度 $t = 20$ ℃，入射光为钠光，即波长为 $\lambda \approx 589.3$ nm（相当于太阳光中的 D 线）时的比旋光率。

表 4-4-1　某些溶液的比旋光率（单位：$° \cdot g^{-1} \cdot cm^3 \cdot dm^{-1}$）

溶　液	$[\alpha]_{589.3}^{20}$	溶　液	$[\alpha]_{589.3}^{20}$
果糖溶液	-91.9	葡萄糖溶液	+52.5～+53.0
樟脑溶液	+41～+43	维生素溶液	+21～+22
蔗糖溶液	+65.9	氯霉素溶液	-20～-17
山道年溶液	-175～-170	薄荷脑溶液	-50～-49

四、实验内容

1. 验证光的偏振和旋光现象

按照参考资料中的指导，调节光路，使样品管与激光束等高同轴。自行设计实验步骤，观察光的偏振和旋光现象，确定葡萄糖的旋光特性。

2. 测量葡萄糖水溶液的比旋光率

给定 6 支相同规格的样品管（样品管长度 $l = 2.035$ dm），分别装有浓度为 $0.050\,g \cdot cm^{-3}$、$0.100\,g \cdot cm^{-3}$、$0.150\,g \cdot cm^{-3}$、$0.200\,g \cdot cm^{-3}$、$0.250\,g \cdot cm^{-3}$ 的葡萄糖水溶液和纯水，自行设计实验步骤，测定葡萄糖水溶液的比旋光率，并估算其相对误差。

3. 未知浓度的葡萄糖水溶液的浓度

给定一支相同规格的装有未知浓度的葡萄糖水溶液的样品管，利用以上测量结果，测定此葡萄糖水溶液的浓度，并估算相对误差。

提示：本实验所用激光波长 $\lambda = 650$ nm，对应葡萄糖水溶液的比旋光率 $[\alpha]_{650}^t$ 的值无法查到，可以根据以下理论计算，以判定结果的合理性。查手册可知葡萄糖水溶液比旋光率 $[\alpha]_{589.3}^{20} = 52.5° \cdot g^{-1} \cdot cm^3 \cdot dm^{-1}$。比旋光率近似与偏振光波长平方成反比，即 $\lambda_{激光}^2 : \lambda_{钠光}^2 = 650^2 : 589.3^2 = 1.217$。所以，入射线偏振光波长为 650 nm 时，葡萄糖水溶液的比旋光率 $[\alpha]_{650}^{20} \approx 52.5/1.217 = 43.1° \cdot g^{-1} \cdot cm^3 \cdot dm^{-1}$。按式 (4-4-2) 计算当温度为 t 时葡萄糖水溶液的比旋光率 $[\alpha]_{650}^t$ 的理论值。

注意：激光功率密度较大，严禁激光束射入眼睛。

五、思考题

1. 什么是旋光现象？旋光物质溶液的旋光度与哪些因素有关？什么是溶液的比旋光率？

2. 在记录消光位置时,检偏器在旋转一圈的过程中,两消光位置有什么关系?

3. 如何用实验的方法确定旋光物质是左旋还是右旋?

4. 为何用检偏器透过光强为零(消光)的位置来测量旋光度,而不用检偏器透过光强为最大值(起偏器和检偏器透光轴平行)的位置来测量旋光度?

六、参考资料

光路调节步骤

(1)实验光路如图4-4-1所示,将激光器与电源相连接,将光强探测器与光功率计的传感器接口相连接,并将光功率计的挡位设置在较大挡位上。

(2)将光强探测器前的通光旋转盘转到不透光的位置或遮挡住通光口,观察光功率计读数,此时读数应为0。

(3)选择浓度较大的一个样品管放在样品架上,调节样品管与激光束等高同轴。

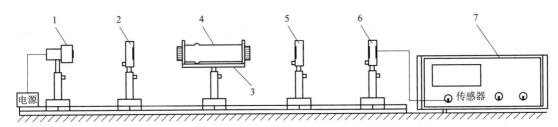

图 4-4-1 实验光路示意图

1—激光器及电源;2—起偏器及转盘;3—样品管调节架;4—样品管;
5—检偏器及转盘;6—通光旋转盘(后接光强探测器);7—光功率计

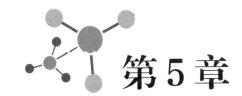

第 5 章

医学物理实验

本章包含四个医学物理实验,实验将物理学原理与医学基础和临床研究相结合。学生通过实验可以了解基本的物理理论与实验方法在医学影像技术、生理信号分析等方面的实际应用。

实验 5.1 超声波特性研究

超声波是一种机械波,具有波长短、频率高、穿透力强、易于定向发射及抗干扰等特性。超声波可以在各种弹性介质中进行传播,其类型包括横波、纵波和表面波。

超声波被广泛应用于各个领域。在工业上,可以通过检测超声波回波的延迟时间无损地检测工件内部情况,如超声测厚、超声探伤;还可以通过测量不同波型的超声波在介质中的传播速度,测量材料的弹性模量、泊松系数等。超声波具有较强的能量,其热效应、机械效应等也被用于疾病治疗、焊接等方面。超声波在疾病的诊断和治疗中也有广泛的应用,如 B 超、多普勒超声、超声弹性成像等影像学诊断方法,以及超声乳化和超声碎石等治疗手段。

实验文件资源　　观看微课

一、实验目的

(1) 了解利用压电效应产生脉冲超声波的原理和方法。
(2) 分辨超声波的三种波型,并对其波速进行测量。
(3) 掌握超声探伤及超声波检查的基本原理和方法。

二、实验仪器

超声波实验仪、示波器、直探头、斜探头、可变角度探头、铝质试块、超声波成像专用试块及专用直探头(选)、连接导线。

三、实验原理

1. 脉冲波的产生

利用压电材料的逆压电效应可以将电信号转换为超声波,反之,利用正压电效应可以将接收的超声波转换为电信号。将压电材料制成合适厚度的片状(晶片),将其正反两面作为正负电极。施加脉冲电压后,晶片将会振动,向两侧发出弹性波,如图 5-1-1(a)所示。在振动过程中,由于能量的减少,其振幅也逐渐减小,因此它发射出的是一个超声波波包,称为脉冲波,如图 5-1-1(b)所示。脉冲波可以看成由许多个频率在一定范围内连续变化的平面波叠加而成,其频谱具有一个中心频率(峰值频率)和一定的频带宽度。通常在脉冲波测试中提到的频率就是指其中心频率。

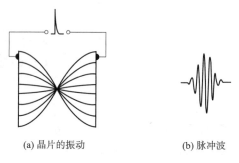

(a) 晶片的振动　　　　(b) 脉冲波

图 5-1-1　脉冲超声波的产生

2. 超声波的波型与波速

纵波波型:当介质中质点的振动方向与超声波的传播方向一致时,此超声波为纵波。任何介质,当其承受拉伸或压缩应力作用从而产生相应的伸缩变形时,均能产生纵波。纵波可在固体、液体和气体中传播。

横波波型:当介质中质点的振动方向与超声波的传播方向相垂直时,此超声波为横波。由于固体介质除了能承受体积形变外,还能承受剪切形变。因此,当有剪切力交替作用于固体介质时均能产生横波。横波只能在固体介质中传播。

表面波波型:表面波可以看作由平行于表面振动的纵波和垂直于表面振动的横波合成,沿着固体表面传播,质点振动合成的运动轨迹为一椭圆,振幅强度随着深度的增加很快衰减。

超声波在材料中传播的横波波速 v_T 和纵波波速 v_L 与该材料的弹性模量 E 和泊松比 σ 之间存在如下定量关系:

$$E = \frac{\rho v_T^2 (3T^2 - 4)}{T^2 - 1} \tag{5-1-1}$$

$$\sigma = \frac{T^2 - 2}{2(T^2 - 1)} \tag{5-1-2}$$

式中,ρ 为材料密度;$T = v_T / v_L$。这是超声弹性成像的物理基础。

3. 超声波的波型转换

当超声波以一定的角度入射到达两种介质的界面时,超声波倾斜入射的能量作用于界面,会在介质中产生复杂的波动。这种复杂波动可以看作两种运动的叠加,一种与法向作用力相关,一种与切向作用力相关,分别产生纵波和横波,这就是波型转换。倾斜入射的超声波在两种介质中都会产生纵波和横波,波的叠加还有可能产生沿界面传播的表面波。根据斯涅尔定律和球面波传播的惠更斯原理可以推导出,在折射时存在两个临界角。超声波以第一临界角入射时,纵波的折射角为 90°,在介质 2 中的折射波只有横波;超声波以第二临界角入射时,横波的折射角为 90°,介质 2 中没有超声波传播,但能够产生表面波。

超声波在两种介质界面处的反射和折射遵循斯涅尔定律。如图 5-1-2 所示,入射纵波以

波速 v，入射角 α 入射至介质 1 和介质 2 的分界面，经分界面反射产生反射横波和反射纵波，其中横波和纵波的反射角分别为 α_T 和 α_L，介质 1 中横波和纵波的波速分别为 v_{1T} 和 v_{1L}，满足

$$\frac{\sin\alpha}{v} = \frac{\sin\alpha_L}{v_{1L}} = \frac{\sin\alpha_T}{v_{1T}} \tag{5-1-3}$$

同时，在界面处发生折射，产生折射横波和折射纵波，其中横波和纵波的折射角分别为 β_T 和 β_L，介质 2 中横波和纵波的波速分别为 v_{2T} 和 v_{2L}，满足

$$\frac{\sin\alpha}{v} = \frac{\sin\beta_L}{v_{2L}} = \frac{\sin\beta_T}{v_{2T}} \tag{5-1-4}$$

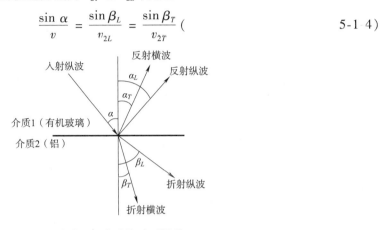

图 5-1-2　超声波的波型转换

本实验中，超声波以纵波经探头外壳（有机玻璃）入射至铝质试块中，超声波波速关系为 $v_{\text{有机玻璃}} < v_{\text{铝}T} < v_{\text{铝}L}$，第一临界角为 $\arcsin(v/v_{2L})$，第二临界角为 $\arcsin(v/v_{2T})$。当超声波的入射角大于第一临界角时，铝制试块只有横波；入射角大于第二临界角时，铝块中既无折射横波，也无折射纵波，可能形成表面波。

4. 超声探伤

超声波在传播过程中遇到两种不同介质的分界面或不同密度的材料时，会在分界面上发生反射和折射。通过测量超声波探头发出的始波和接收到的反射回波之间的时间差，可以确定发生反射或折射的位置。如图 5-1-3 所示，对反射回波接收时间的测量有两种方法：①对于射频输出的脉冲波，测量其脉冲峰值对应的时间；②对于检波输出的脉冲波，测量其前沿对应的时间。需要注意的是，探头发出的始波一般存在延迟，即探头发射声波的绝对零点到测试零点的时间差。因此，一般需要提前测量探头的延迟时间。另外，也可以直接测量反射回波和底面回波之间的时间差来确定反射发生的位置。

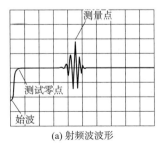
(a) 射频波波形

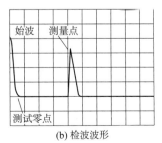
(b) 检波波形

图 5-1-3　脉冲波传播时间测量

超声波检测是无损检测方法之一。超声探伤原理如图5-1-4所示。始波位置(试件的表面)是发射超声波的起点；在始波与底波之间无其他波形出现，说明在试件内部未发现缺陷。反之，在始波与试件底波之间若有其他波形出现，则说明工件内部存在缺陷，这个在始波和底波之间的回波即缺陷波。此时，可根据波峰的位置、大小与形状，估算出试件缺陷的位置、大小与形状。

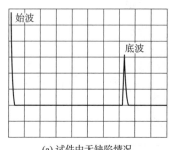
(a) 试件中无缺陷情况

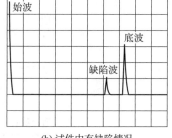
(b) 试件中有缺陷情况

图5-1-4 超声波探伤的回波信号

利用超声探伤的原理，通过超声波探头在试块顶部分别沿着 X-Y 方向进行扫描(见图5-1-5)，由反射回波可得到试块内部缺陷的平面分布以及 Z 方向埋藏深度的信息，由此可构建试块内部缺陷的图像，这种成像方式为超声 C 扫描成像。

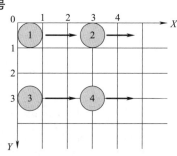

图5-1-5 试块 C 扫描方式

四、实验内容

1. 仪器连接

仪器连接如图5-1-6所示。超声波实验仪通过探头发射和接收脉冲超声波。在示波器上可以看到探头所发出的脉冲信号，此发射脉冲波形称为始波。

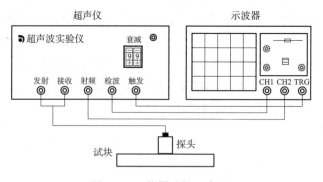

图5-1-6 仪器连接示意图

注意：发射接口和接收接口只能与探头相连，不能与超声仪的射频、检波、触发或者示波器的 CH1、CH2、TRG 相连，否则会损坏仪器。

2. 观察三种波型并测量其波速

首先观察脉冲波。将示波器的触发方式选择开关(SOURCE)置于外部触发(EXT);设置合适的扫描时间因数,使显示屏上显示多个脉冲。再次调整扫描时间因数开关,在示波器上仅显示一个脉冲,观察三种波型,测量第一、二反射回波对应的时间差 t,并计算波速,数据填入表5-1-1。

(1)观测纵波。如图5-1-7(a)所示,在试块上涂上耦合剂(水或凡士林),把直探头放在位置 A 处(注意避开缺陷),选择合适的超声波衰减挡位,观察试块底面对纵波的多次反射回波(反射底波)。调节示波器,显示试块底面的两次回波 F_1 和 F_2,如图5-1-7(b)所示,观察脉冲波检波波形。

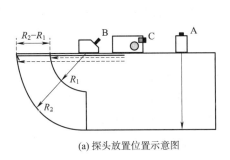 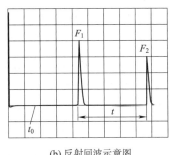

(a) 探头放置位置示意图　　　　　(b) 反射回波示意图

图 5-1-7　声速测量示意图

铝质试块的高度为 l,测量出第一、二反射回波之间的时间差 t,利用公式 $v = 2l/t$ 可求得纵波的波速 v_L。

(2)观测横波。如图5-1-7(a)所示,把斜探头置于 B 位置(斜探头的入射点与试件两同心圆弧界面的圆心重合,此时两个反射回波的幅度最大),调节示波器,适当减小超声仪的衰减读数,观察 R_1 和 R_2 圆弧界面的反射回波。

具体操作:将斜探头沿试件上表面边缘从左向右移动,当斜探头的发射中心位于两圆弧的圆心时,示波器上出现两个回波,且始波、第一反射回波、第二反射回波之间的间距相等。第一个回波是 R_1 圆弧的反射回波,第二个回波是 R_2 圆弧的反射回波。

内外圆弧半径分别为 R_1 和 R_2,测量两个反射回波的时间差 t,利用 $v = 2(R_2 - R_1)/t$ 可求得横波的波速 v_T。

(3)观测表面波。将可变角度探头置于试块表面上[图5-1-7(a)中探头 C 位置],观察 R_1 和 R_2 圆弧上端边界处反射的表面波。

具体操作:先将可变角度探头置于 B 位置,使探头入射角为 45°,设置合适的超声波衰减挡位。找到两个横波的回波,且使这两个回波幅值最大。增大探头入射角,观察示波器上反射回波的变化。当原有的两个横波的回波消失后,会重新出现两个反射回波,且移动可变角度探头时两个回波的位置也跟着移动。用手在 R_1 和 R_2 圆弧上端边界处反复按压,可以看到两个回波信号的幅度发生变化。这两个新出现的反射回波就是表面波在 R_1 和 R_2 圆弧上端边界处反射产生的回波。测量两个反射回波的时间差 t,利用 $v = 2(R_2 - R_1)/t$ 可求得表面波的波速 v_s。

表 5-1-1　三种波型的波速测量

波型	超声仪衰减读数	示波器扫描时间（μs/DIV）	回波 F_1 和 F_2 对应的时间差（DIV）	回波 F_1 和 F_2 对应的时间差（s）	回波 F_1 和 F_2 传播的距离（mm）	波速（m/s）
横波		5				
纵波		5				
表面波		5				

3. 超声测距

（1）用可变角度探头测量 R_2 弧面的长度。

将试块如图 5-1-8（a）所示放置，调整可变角度探头的角度，寻找在 R_2 弧面上传播的表面波，确定 R_2 弧面两个边界处的表面波回波信号，从示波器上读出两个边界反射的表面波回波信号之间的时间差 t，则 R_2 弧面的长度为 $l = (v_s t)/2$。

（2）用直探头测量试块的厚度和 C 孔顶到下表面距离。

以测量 C 孔顶到下表面距离为例。具体操作：把直探头置于试块上［见图 5-1-8（b）］，移动直探头找到试块底面的反射回波［图 5-1-8（c）中的底波］和 C 孔顶的反射回波［图 5-1-8（c）中的缺陷波］。从示波器上读出缺陷波和底波之间的时间差 t，则 C 孔顶到下表面距离为 $h = v_L t/2$。

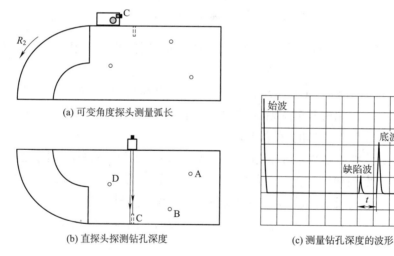

图 5-1-8　超声测距

将测量数据和计算结果填入表 5-1-2。

表 5-1-2　超声测距

项目	波速（m/s）	超声仪衰减读数	示波器扫描时间（μs/DIV）	t（DIV）	t（s）	l 计算值（mm）	l 实测值（mm）	相对误差
R_2 弧面的长度			10					
试块的厚度			5					
C 孔顶到下表面距离			5					

4. 超声C扫描成像（选做）

利用超声波成像专用直探头对成像专用试块进行图 5-1-5 所示方式的扫描,记录缺陷回波的信息,利用数据重建试块内部缺陷的平面分布图。

五、思考题

1. 测量横波和表面波波速时,为何要寻找幅值最大的反射回波?
2. 进行超声探伤时,为何要寻找幅值最大的缺陷波?
3. 实验中,为了使反射回波更明显和消除噪声信号,需要调节哪些旋钮?
4. 如何利用超声波波速得到材料的弹性模量和泊松比?
5. 简述利用超声波测量体内器官和病灶大小的物理基础?

六、参考资料

1. 超声波实验仪

实验用到的器材如图 5-1-9(a)所示。超声波实验仪的内部结构由同步电路、发射和接收电路、放大衰减电路等模块组成,如图 5-1-9(b)所示。其中,放大衰减电路用来调节反射回波的电压幅度,发射和接收电路都与超声波探头相连接,探头处既能发射超声波,也能接收反射回波。仪器面板上射频、检波接口分别与示波器的 CH1、CH2 通道连接,以射频或检波方式在示波器上显示探头接收到的反射回波;触发接口与示波器的外触发(TRG)相连,使示波器扫描信号与超声波实验仪的发射信号同步。

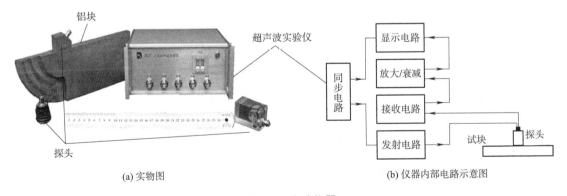

(a) 实物图 (b) 仪器内部电路示意图

图 5-1-9　实验仪器

2. 超声波探头

超声波探头用于产生和接收超声波。图 5-1-10(a)和(b)所示分别为常用的直探头和斜探头。在本实验中,还使用了一种可变角度探头[见图 5-1-10(c)],其中探头芯可以旋转,通过改变探头入射角 θ,可以得到不同折射角的超声波。当 $\theta = 0°$ 时,为直探头;当 $\theta = 45°$ 时,为斜探头。

超声波探头具有指向性,在发出超声波时,其能量是集中在一定范围内的。如图 5-1-11 所示,在同一深度位置,中心轴线上的能量最大,当偏离中线到位置 A、A' 时,能量减小到最大值的一半。因此,在利用超声波探头进行缺陷定位时,必须找到缺陷反射回波最大的位置,使被测缺陷处于探头的中心轴线上,然后测量缺陷反射回波对应的时间,再根据工件中的声速计算出缺陷到探头入射点的距离。

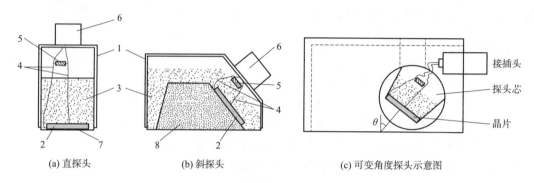

图 5-1-10　超声波探头

1—外壳;2—晶片;3—吸收背衬;4—电极接线;
5—匹配电感;6—接插头;7—保护膜;8—斜楔

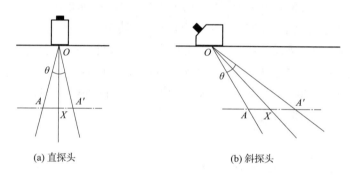

图 5-1-11　超声波探头的指向性

七、拓展阅读

超声成像是现代医学的"三大影像"诊断技术之一,具有无创伤、无辐射、费用相对低廉等特点。从 20 世纪 40 年代兴起至今,超声的发展经历了从二维到四维、从彩色多普勒向能量及造影超声等一系列技术更新,被广泛应用于医学领域。

1. 多普勒超声

多普勒超声诊断仪,基于多普勒效应可用于探查血流和胎心等人体内活动目标。例如,二维多普勒彩色超声显像仪可显示出血流的二维空间信息,使心脏内和大血管内的血流断层图像得以实时、形象地显示出来,且以不同的颜色标示血流的方向和速度,能直观地显示整个二维切面内心脏结构灰度影像和血流流动的伪彩色图像。这种成像方式有助于发现较小的血流分流、返流和多处血流等病变,对于检出多发性和方向变异的血流具有独特价值。

2. 实时超声图像三维重建

医学超声图像实时三维重建可以为疾病诊断提供更全面的信息,在临床和疾病研究领域有重要的应用价值,一直是医学图像领域关注的重点。目前临床已具备全数字可回放的实时三维超声影像系统,改善了临床对病理情况做出判断的速度。全新三维图像生成技术可以迅速处理经过超声仪扫描得到的图像,将已扫描的平面及与其相互垂直的另两个切面同时在屏幕上显示,并通过图像分割等处理获得复杂表面多相组织成分三维几何模型。如三维能量多普勒超声,实现了对脑瘤血供的准确分析和评估。

3. 超声弹性成像

超声弹性成像是对组织施加静态或随时间缓慢变化的力(振动),利用超声回波观察组织发生的形变,通过对应变大小进行彩色编码,以此显示组织的应变图,也可通过组织中剪切波波速反推出组织的弹性参数,区分组织的软硬程度,达到鉴别病变组织的目的。超声弹性成像对于恶性病变的诊断具有较高的特异性和敏感性。图 5-1-12 给出了乳腺病变区域的超声弹性成像图。超声弹性成像还可用于肝纤维化的分级和血栓分期等。

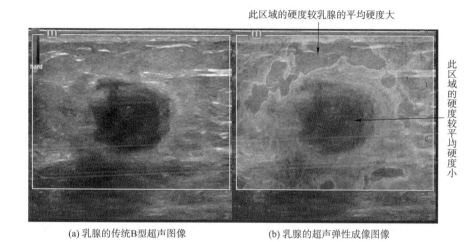

(a) 乳腺的传统B型超声图像　　(b) 乳腺的超声弹性成像图像

图 5-1-12　乳腺病变区域的超声弹性成像图

实验 5.2　核磁共振信号的观察与测量

1946 年,美国科学家布洛赫(F. Bloch)和珀塞尔(E. Purcell)发现,将具有奇数个核子(包括质子和中子)的原子核置于磁场中,再施加以特定频率的射频场,就会发生原子核吸收射频场能量的现象,这就是核磁共振,二人因此获得了 1952 年诺贝尔物理学奖。

核磁共振技术主要有两个学科分支:核磁共振波谱(Nuclear Magnetic Resonance Spectroscopy,NMRS)和磁共振成像(Magnetic Resonance Imaging,MRI)。核磁共振波谱技术是基于化学位移理论发展起来的,主要用于测定物质的化学成分和分子结构。磁共振成像技术是一种无损测量技术,可以用于获取物质的内部结构图像。由于核磁共振可获取的信息丰富,因此,应用领域十分广泛,如分析化学、生命科学、材料检测等。1973 年,美国科学家劳特伯尔(P. C. Lauterbur)和英国科学家曼斯菲尔(P. Mansfield)提出利用梯度磁场实现空间定位的成像方法,为开发磁共振成像技术做出了重大贡献,他们也因此获得了 2003 年诺贝尔生理学及医学奖。1978 年,科学家罗伯·洛赫尔(R. Roher)和他的团队获得了第一幅人体头部的 MRI 图像,1980 年成功取得了第一幅胸部和腹部图像,由此开始了医学影像技术的一场新的革命。MRI 是 20 世纪可与 X-CT 相提并论的医学技术创新。MRI 的发展极大地推动了医学、神经生理学和认知神经科学的迅速发展。如今,MRI 已确立了其在影像医学中的重要地位。

本实验通过观察核磁共振的吸收现象,掌握核磁共振的基本原理,学习测量永久磁铁中心的磁场 B_0,以及利用核磁共振方法测量 ^{19}F 的 g 因子的方法。

实验文件资源

观看微课

一、实验目的

(1) 理解核磁共振原理并观察核磁共振现象。
(2) 掌握利用核磁共振测量磁场的方法。
(3) 基本掌握利用核磁共振校准磁场和测量 g 因子的方法。

二、实验仪器

永久磁铁(含扫场线圈)、测试仪、核磁共振仪电源、样品(样品分别为水和聚四氟乙烯)、探头、数字频率计、示波器。

三、实验原理

1. 原子核的自旋和磁矩

原子核具有自旋角动量和磁矩,是核磁共振实验的基础,其自旋角动量 P 的数值是量子化的,即

$$P = \sqrt{I(I+1)}\,\hbar \tag{5-2-1}$$

式中,$\hbar = h/2\pi$,$h = 6.626\,075\,5 \times 10^{-34}$ J·s,为普朗克常量;I 为核自旋量子数,由组成核的

质子数 Z、中子数 N 或二者之和 A 决定,可取零、半整数或整数。对不同的核素,I 分别有不同的确定数值。$I \neq 0$ 的原子核都可观察到核磁共振现象。本实验涉及的 ^1H 和 ^{19}F 的自旋量子数 I 都等于 $1/2$。

原子核是一个带电体系,当其自旋角动量不为零时,也将具有磁矩。核磁矩与自旋角动量的关系为

$$\mu = g\frac{e}{2m_p}P = g\sqrt{I(I+1)}\frac{eh}{4\pi m_p} = g\sqrt{I(I+1)}\mu_N \quad (5\text{-}2\text{-}2)$$

式中,m_p 为质子质量;μ_N 为核磁子,是核磁矩的单位,其值为 $\mu_N = 5.05078 \times 10^{-27}\text{ J}\cdot\text{T}^{-1}$;$g$ 为朗德因子,为无量纲的常数,其数值有正有负,大小因核结构而异,可由实验测得。比如,质子 ^1H 的朗德因子 $g = 5.585$,中子 ^1N 的 $g = -3.286$,氟 ^{19}F 的 $g = 5.2546$。

通常定义磁矩 μ 与自旋角动量 P 之比为磁旋比,用 γ 表示,即

$$\gamma = \frac{\mu}{P} = \frac{ge}{2m_p} \quad (5\text{-}2\text{-}3)$$

对于自旋量子数不为零的核,在无外加磁场时,磁矩取向是任意的和无规则的。在有主外磁场时,自旋角动量和磁矩在主外磁场方向(设为 z 轴方向)的分量都是量子化的,其值分别为

$$P_z = m\hbar \quad (5\text{-}2\text{-}4)$$

$$\mu_z = \gamma P_z = mg\mu_N \quad (5\text{-}2\text{-}5)$$

式中,m 为磁量子数,其值可取 $I, I-1, \cdots, -I$,共 $2I+1$ 个值,表示核的自旋和磁矩在主外磁场中有 $2I+1$ 个可能取向,也就是沿主外磁场方向有 $2I+1$ 个可能的分量值。其最大磁矩分量为

$$\mu_z = Ig\mu_N \quad (5\text{-}2\text{-}6)$$

通常测量的核磁矩大小是核磁矩在主外磁场方向分量的最大值。可见,如果 I 为已知,并测得 g 值,则核磁矩便可求得。例如:对 ^1H 有

$$\mu_z = \frac{1}{2}g\mu_N = \frac{1}{2} \times 5.5854\mu_N = 2.7927\mu_N$$

根据经典电磁学,磁矩 μ 在主外磁场 $\boldsymbol{B}_0$ 中的附加能量为

$$E = -\mu B_0\cos\alpha = -\mu_z B_0 \quad (5\text{-}2\text{-}7)$$

由于核磁矩对主外磁场的取向具有空间量子化特征,能量只能取一系列分立的数值,即能量是量子化的。因此,附加能量为

$$E = -mg\mu_N B_0 \quad (5\text{-}2\text{-}8)$$

由于 m 可取 $2I+1$ 个值,所以原子核原来的一个能级,在主外磁场中将分裂为 $2I+1$ 个能级。对于最常用的 ^1H、^{19}F 等核,$I = 1/2$,因此 m 可取 $1/2$ 和 $-1/2$ 两个值,于是得

$$E_{+\frac{1}{2}} = -\frac{1}{2}g\mu_N B_0 \quad (5\text{-}2\text{-}9)$$

$$E_{-\frac{1}{2}} = +\frac{1}{2}g\mu_N B_0 \quad (5\text{-}2\text{-}10)$$

如图 5-2-1 所示,相邻两能级间能量差为

$$\Delta E = E_{-\frac{1}{2}} - E_{+\frac{1}{2}} = g\mu_N B_0 \quad (5\text{-}2\text{-}11)$$

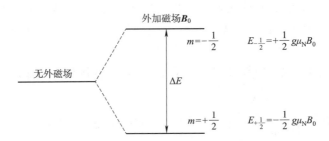

图 5-2-1　原子核能级在主外磁场中分裂

2. 核磁共振原理

如果在与主外磁场 B_0 垂直的方向加一个交变的射频场 B_1，当选取 B_1 的频率 ν_0，使得射频能量 $h\nu_0$ 刚好等于两能级间的能量差，即 $h\nu_0 = \Delta E$，此时原子核将从射频场吸收能量，实现能级间的受激跃迁，出现共振吸收现象，即发生核磁共振。对于 $I = 1/2$ 的一类核，只有两个能级，原子核从射频场吸收能量后由低能级跃迁到高能级，共振时射频场的频率满足

$$h\nu_0 = \Delta E = g\mu_N B_0 \tag{5-2-12}$$

结合式(5-2-4)和式(5-2-5)可知共振时射频场的频率为

$$\nu_0 = \frac{g\mu_N B_0}{h} = \frac{\gamma}{2\pi} B_0 \tag{5-2-13}$$

如果用圆频率 $\omega_0 = 2\pi\nu_0$ 表示，可写成

$$\omega_0 = \gamma B_0 \tag{5-2-14}$$

式(5-2-14)称为核磁共振条件。通常称 $\gamma/2\pi$ 为原子核的回旋频率。由此可知，只要测得共振频率即可得到主外磁场的磁感应强度

$$B_0 = \frac{\nu_0}{\gamma/2\pi} \tag{5-2-15}$$

反之，若 B_0 已知，利用式(5-2-13)通过测量原子核的共振频率 ν_0 便可求出该原子核的 γ 值（通常用 $\gamma/2\pi$ 值表示）或 g 因子

$$\frac{\gamma}{2\pi} = \frac{\nu_0}{B_0} \tag{5-2-16}$$

$$g = \frac{\nu_0/B_0}{\mu_N/h} \tag{5-2-17}$$

由此可知，发生核磁共振的条件应满足式(5-2-13)。为了实现上述条件，观察到共振现象通常有两种方法：一种是固定主外磁场 B_0，连续改变射频场的频率，这种方法称为扫频方法；另一种是固定射频场的频率，连续改变主外磁场的大小，这种方法称为扫场方法。本实验采用的是扫场方法。

四、实验内容

1. 测量永久磁铁中心的磁场 B_0

把样品为水（掺有硫酸铜）的探头插入到磁铁中心，并使测试仪前端的探测杆与磁场在同一水平方向上，左右移动测试仪使它处于磁场的中心位置。把示波器的扫描时间因数旋钮放

在 1 ms/DIV 位置,垂直偏转因数旋钮放在 0.5 V/DIV 或 1 V/DIV 位置。打开电源开关并把输出调节在较大数值,缓慢调节测试仪频率旋钮,改变振荡频率(由小到大或由大到小)同时监视示波器,搜索共振信号。

磁场是永久磁铁的磁场 B_0 和一个 50 Hz 的交变磁场叠加的结果,总磁场 B 为

$$B = B_0 + B'\cos(\omega't) \tag{5-2-18}$$

式中,B' 为交变磁场的幅度;ω' 为磁场变化的角频率。

总磁场 B 的大小在 $[B_0 - B', B_0 + B']$ 的范围内按正弦曲线随时间变化(见图 5-2-2)。由式(5-2-14)可知,只有 ω/γ 落在 $[B_0 - B', B_0 + B']$ 范围内才能发生共振,共振发生在 $B = \omega/\gamma$ 的水平虚线与代表总磁场变化的正弦曲线交点对应的时刻。为了容易找到共振信号,要加大 B'(即把扫场的输出调到较大数值),使可能发生共振的磁场变化范围增大;还要调节射频场的频率,使 ω/γ 落在这个范围。磁场越均匀尾波中的振荡次数越多,因此,一旦观察到共振信号后,应进一步仔细调节探头在磁场中的位置,使尾波中振荡的次数最多,此时探头处在磁铁中磁场最均匀的位置。

由图 5-2-2 可知,当 $\omega/\gamma = B_0$ 时,共振信号均匀排列,这时共振发生在交变磁场过零时刻,而且从示波器的时间标尺可测出它们的时间间隔为 10 ms。这时频率计读数才是与 B_0 对应的质子的共振频率。

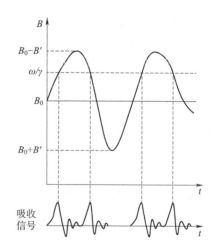

图 5-2-2 扫场法观察共振信号的示意图

一旦观察到共振信号,B_0 的误差不会超过扫场的幅度 B'。在能观察到和分辨出共振信号的前提下,把 B' 减小到最低程度,并相应地调节射频场的频率,记下 B' 达到最小而且共振信号保持间隔为 10 ms 均匀排列时的频率 ν_H,利用水中质子的 $\gamma/2\pi$ 值和式(5-2-15)求出磁场的 B_0 值。顺便指出,当 B' 很小时,由于扫场变化范围小,尾波中振荡的次数也少,这是正常的,并不是磁场变得不均匀。

为了定量估计 B_0 的测量误差 ΔB_0,必须测出 B' 的大小。保持这时扫场的幅度不变,调节射频场的频率,使共振先后发生在 $(B_0 - B')$ 与 $(B_0 + B')$ 处,这时图 5-2-2 中与 ω/γ 对应的水平虚线将分别与正弦波的峰顶和谷底相切,即共振分别发生在正弦波的峰顶和谷底附近。这时从示波器看到的共振信号均匀排列,但时间间隔为 20 ms,记下这两次的共振频率 ν'_H 和 ν''_H,利用式

$$B' = \frac{(\nu'_H - \nu''_H)/2}{\gamma/2\pi} \tag{5-2-19}$$

可求出扫场的幅度,再取 B' 的 1/10 作为 B_0 的估计误差,即

$$\Delta B_0 = \frac{B'}{10} = \frac{(\nu'_H - \nu''_H)/20}{\gamma/2\pi} \tag{5-2-20}$$

式(5-2-20)表明,由峰顶与谷底共振频率差值的 1/20,利用 $\gamma/2\pi$ 数值可求出 B_0 的估计误差

ΔB_0。将数据填入表5-2-1。本实验ΔB_0要求保留一位有效数字。

表5-2-1 磁场测量(氢质子的$\frac{r}{2\pi} = \frac{42.58 \text{ MHz}}{T}$)

共振频率 ν	最佳共振频率 ν_H	中心磁场测量值 $B_{0测} = \frac{\nu_H}{\gamma/2\pi}$
共振上限频率 ν'_H	共振下限频率 ν''_H	磁场误差 ΔB_0
磁场测量结果	$B_0 = B_{0测} \pm \Delta B_0 =$	

2. 测量 ^{19}F 的 g 因子

把样品换为聚四氟乙烯的探头,并把测试仪放在相同位置。示波器的垂直偏转因子旋钮调节到 50 mV/DIV 或 20 mV/DIV,用与测量磁场过程相同的方法和步骤测量聚四氟乙烯中 ^{19}F 与 B_0 对应的共振频率 ν_F 以及在峰顶及谷底附近的共振频率 ν'_F 及 ν''_F,利用 ν_F 和式(5-2-17)求出 ^{19}F 的 g 因子。g 因子的相对误差为

$$\frac{\Delta g}{g} = \sqrt{\left(\frac{\Delta \nu_F}{\nu_F}\right)^2 + \left(\frac{\Delta B_0}{B_0}\right)^2} \quad (5\text{-}2\text{-}21)$$

式中,B_0 和 ΔB_0 为校准磁场得到的结果,与上述估计 ΔB_0 的方法类似,可取 $\Delta \nu_F = (\nu'_F - \nu''_F)/20$ 作为 ν_F 的估计误差。

求出 $\Delta g/g$ 之后可利用已算出的 g 因子求出绝对误差 Δg,Δg 也只保留一位有效数字,并由它确定 g 因子测量结果的完整表达式。

观测聚四氟乙烯中氟的共振信号时,比较它与水样品质子的共振信号波形的差别。

将数据填入表5-2-2。

表5-2-2 ^{19}F 的 g 因子测量

共振频率 ν_F	共振上限频率 ν'_F	共振下限频率 ν''_F
g 的计算值 $g = \frac{\nu_F / B_0}{\mu_N / h}$	g 的相对误差 $\frac{\Delta g}{g} = \sqrt{\left(\frac{\Delta \nu_F}{\nu_F}\right)^2 + \left(\frac{\Delta B_0}{B_0}\right)^2}$	g 的绝对误差 $\Delta g = g_{测} \frac{\Delta g}{g}$
g 的测量结果	$g = g_{测} \pm \Delta g =$	

五、思考题

1. 本实验中所用的扫场法是通过调节什么来实现的?
2. 为什么 ^{1}H 的核磁共振信号比 ^{19}F 的核磁共振信号强?

六、参考资料

核磁共振实验装置简介

核磁共振实验装置如图5-2-3所示,它由测试仪、核磁共振仪电源、永磁铁、扫场线圈、测试仪、数字频率计、示波器组成。

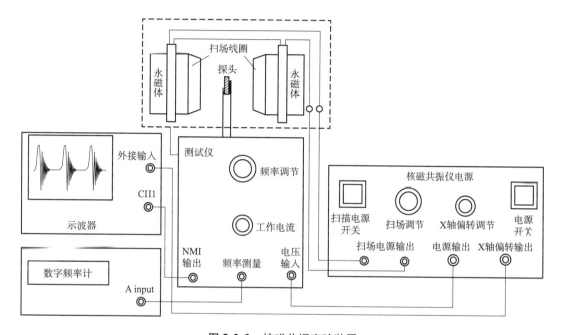

图 5-2-3　核磁共振实验装置

永磁体:用于提供外磁场。要求外磁场强度较强,有足够大的均匀区,且均匀性好。本实验的永磁铁中心磁场 B_0 约 0.48 T,在磁场中心 5 mm^3 范围内,均匀性优于 10^{-5} T。

扫场线圈:用来产生一个幅度为 $10^{-5} \sim 10^{-3}$ T 的可调交变磁场,用于观察共振信号。扫场的幅度可通过核磁共振仪电源面板上的扫场调节控制。

测试仪:由探头和边限振荡器组成。探头包括样品和探测线圈。本实验提供两个样品管,如图 5-2-4 所示。实验时取一种样品管插入专用的样品插孔内,调节仪器产生图 5-2-5 所示的共振信号。

共振信号的"尾波"现象[见图5-2-5(b)]是由于扫场变化速度太快产生的,然而,扫场变化的快慢是相对样品而言的。本实验采用的扫场频率为 50 Hz、幅度为 $10^{-5} \sim 10^{-3}$ T 的交变磁场,对固态的聚四氟乙烯样品而言是变化十分缓慢的磁场,而对于液态的水样品而言却是变化很快的磁场,因此水样品信号会出现"尾波"现象。当磁场越均匀,尾波中振荡的次数越多,据此在实验中可以知道磁场均匀性最好的区域。

示波器与频率计:当磁共振发生时,样品吸收射频场的能量,此时,振荡线圈状态发生变化,这种变化就是共振信号,经过检波、放大,通过"NMR 输出"端与示波器连接,利用示波器可以捕捉到共振信号。数字频率计可直接读出此时射频场的频率。

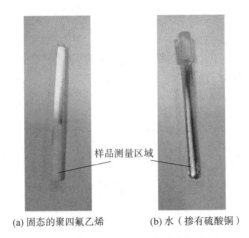

(a) 固态的聚四氟乙烯　　(b) 水（掺有硫酸铜）

图 5-2-4　样品管

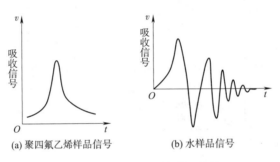

(a) 聚四氟乙烯样品信号　　(b) 水样品信号

图 5-2-5　不同样品的共振信号

七、拓展阅读

磁共振成像（Magnetic Resonance Imaging，MRI）是利用原子核在强磁场内发生共振产生的信号经图像重建的一种成像技术。MRI 核心的部分是主磁体，目前应用于临床检查的磁共振仪器磁场强度为 0.35~3 T。对于核磁共振成像设备，一般都追求高场强。主要原因是磁共振图像的信噪比与主磁场强度成正比。为了更清晰地成像，磁共振仪的磁场强度越来越大。

核磁共振技术发展离不开磁体技术的进步。目前，全球首台可用于临床的 7 T 磁共振 MAGNETOM Terra 已经正式取得 GE 认证，这也意味着 7 T 磁共振将进入临床。多年来的研究已经证实，7 T 提供了数倍于 3 T 磁共振的信噪比和空间分辨率，在神经、血管、肿瘤、骨关节等多个方面都会带来全新的突破性进展。尤其是在目前常规影像设备难以诊断的神经退行性疾病如阿兹海默氏病、帕金森病等疾病的早期诊断、发病机理、治疗方案确定以及治疗效果评估上有着极大的潜力。

随着磁共振成像技术的发展，涌现出了一些新技术和新进展。静息态功能磁共振成像基于血氧水平依赖信号来间接检测神经元的自发活动，能够发现轻度认知障碍患者的脑功能异常。弥散张量成像是一种描述大脑结构的新方法，是核磁共振成像的特殊形式。弥散张量成像可依据水分子移动方向制图，可以揭示脑瘤如何影响神经细胞连接，引导医疗人员进行大脑手术；还可以揭示同中风、多发性硬化症、精神分裂症、阅读障碍有关的细微反常变化。PET-MRI 是将 PET（正电子发射计算机断层显像）的分子成像功能与 MRI 结合起来的一种新技术，可以对组织中扩散的疾病细胞进行成像（见图 5-2-6），它灵敏度高、准确性高，对多种疾病具有早期发现、早期诊断的价值。

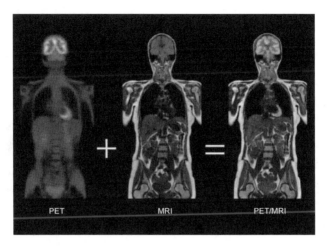

图 5-2-6　PET/MRI 成像

实验 5.3 人体生理参数测量与分析

脉搏波是心脏的搏动沿动脉血管和血流向外周传播而形成的,其传播速度取决于动脉的弹性、管腔的大小、血液的密度和黏度等。从脉搏波中提取的参数是人体重要的生理参数,可以反映心血管功能的一些变化。

语音是人类思想交流的重要方式,是由人体的肺及腹部提供能量(气流)引起声带或某些器官振动发出的。发声时,人的口、鼻、唇、舌及喉共同参与音调的形成。由于人类个体的差异,每个人的声带及其他器官的物理结构不完全相同,所以每个人的声音都有自身的特异性。另外,面部肌肉受中枢神经支配在发音时参与运动,人在说话时不可避免地受到心理活动影响。因此,语音信息包含了发音人的思想、自身身体结构及情绪信息,也是人体重要的生理参数。语音分析和处理技术是现代科技的重要领域之一。

实验文件资源

观看微课

一、实验目的

(1)掌握频谱分析的基本方法。
(2)掌握压电晶体传感器的基本性能和使用方法。
(3)熟悉脉搏波产生机理及生理意义。
(4)熟悉元音产生的物理规律。

二、实验仪器

压电晶体传感器、传声器、计算机及模拟/数字转换卡(已接入计算机)、脉搏/语音转换仪、USTCORi 软件、Soundcard Scope 软件(选做)。

三、实验原理

1. 频谱分析基本原理

工程上将幅度大小不随时间变化的电压信号称为直流信号,将幅度大小随时间变化的电压信号称为交流信号。以时间为横坐标、以幅度为纵坐标画出信号的幅度—时间关系图,称为该信号的时域曲线。

数学上可以证明:一个复杂的周期性交流信号可以看作多个简单余弦(或正弦)信号叠加的结果。如果用 $u(t)$ 表示随时间变化的周期信号,则这个叠加过程可以表示为

$$u(t) = A_0 + \sum_{n=1}^{\infty} A_n \cos(2\pi f t + \varphi_n) \tag{5-3-1}$$

等号右侧称为 $u(t)$ 的傅里叶级数,其中 A_0 为信号中不随时间改变的物理参量,即信号的直流分量。A_n 和 φ_n ($n = 1, 2, 3, \cdots, \infty$)是一组常数,$A_n$ 表示周期信号中频率为 nf 的余弦(或正弦)成分的幅值。式(5-3-1)中的 f 为该信号的基频,是信号的基本成分,而信号中其他成分的频率是基频的整数倍,依次称为二倍频、三倍频……某些频率成分的幅值 A_n 为零则表明信号中不存在该频率成分。信号不同,其频率成分及对应的幅值大小也不同,各频率成分幅值

的集合简称频谱。通过比较各频率成分及对应的幅值的大小可以判断不同信号的差异。以频率为横坐标、以该频率成分的幅值为纵坐标画出信号的幅值—频率关系图,称为该信号的频域曲线或频谱曲线。例如:式(5-3-2)表示的周期为 T 的矩形波

$$u(t) = \begin{cases} U & (nT < t < nT + (T/2)) \\ -U & (nT - (T/2) < t < nT) \end{cases} \tag{5-3-2}$$

展开为傅里叶级数,即一系列正弦函数的叠加

$$u(t) = \frac{4U}{\pi}\left[\sin(2\pi ft) + \frac{1}{3}\sin(2\pi(3f)t) + \frac{1}{5}\sin(2\pi(5f)t) + \cdots\right] \tag{5-3-3}$$

图 5-3-1 显示的是该矩形波的时域曲线(一个周期)和对应频谱曲线,其中 $f = 1/T$。

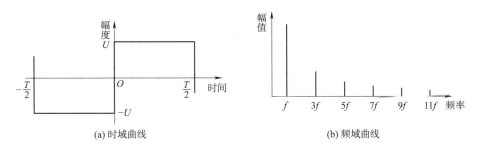

(a) 时域曲线　　　　　　　(b) 频域曲线

图 5-3-1　矩形波

工程上将实现上述分解或变换的过程称为频谱分析,即频谱分析是将复杂信号中各种基本的余弦(或正弦)成分分离出来。分析这些基本成分有助于研究人员进一步了解复杂信号的性质,这也是现代信号分析领域一种常见的技术手段。在医学上各种人体信号的频谱分析可以用来进行不同层次的辅助性诊断。超声成像、磁共振成像(MRI)等现代诊断技术都不同程度地使用了频谱分析技术。

本实验用压电晶体传感器采集人体的脉搏信号,利用传声器采集语音信号,通过电子技术和计算机技术对采集的信号进行频谱分析,使学生掌握频谱分析的基本方法,了解脉搏波和元音的频谱特征。

2. 脉搏波产生机理及生理意义

脉搏波(Pulse wave)是心脏周期性的收缩舒张引起血管周期性的搏动并向外周传播而形成的。脉搏波不仅受到心脏本身的影响,同时也受血液流经的各级动脉及分支中的各种生理因素如血管阻力、弹性、血液黏性等的影响。脉搏波的波形、幅度、传播速率和周期等承载了人体大量的生理病理信息,尤其与心血管系统密切相关,可以用于早期识别心血管病变。一个典型的桡动脉脉搏波如图 5-3-2 所示,分为升支和降支:A 点心脏收缩开始射血,主动脉瓣开启,主动脉血压迅速上升,形成升支;B 是主波波峰;C 为潮波波峰;D 为降中峡,是重搏波起点,是心脏收缩与舒张的分界点;E 为重搏波波峰;脉搏波的终点 A',也是下一个周期的起点。

注:潮波是在射血期后期心室停止射血,动脉扩张,血压下降,动脉内血液逆向流动而形成的反射波。重搏波是心脏开始舒张时,主动脉回缩,血液撞击关闭的主动脉瓣后回流至血管中形成的,会使血压小幅回升。

脉搏波的波形特征参数反映了大量的生理信息。例如:升支斜率和幅度与心输出量、心

室射血速度、动脉阻力和管壁弹性有关;主波高度 h_1、潮波高度 h_2、降中峡高度 h_3、重搏波高度 h_4 均与心室射血功能、动脉的顺应性、外周阻力大小、主动脉瓣功能等有密切关系。准确获得一个周期内脉搏波的主波、潮波、降中峡及重搏波的高度与时间位置等特征,对于分析脉搏波具有重要意义。受到血管弹性程度、心脏功能及血管外围阻力的影响,这些特征点的位置会随之变化。

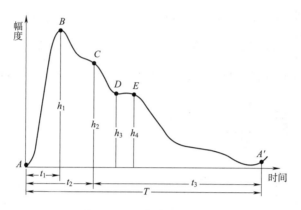

图 5-3-2　桡动脉脉搏波

h_1—主波高度;h_2—潮波高度;h_3—降中峡高度;h_4—重搏波高度;
t_1—快速射血期;t_2—左心室射血期;t_3—舒张期;T—心动周期

脉搏波的频域特征也包含大量的人体信息,有研究表明,频率范围在 5～40 Hz 区间的频谱中携带着大量与冠心病病变有关的信息。利用一些信号分析的方法构建冠心病自动识别模型,能为脉搏波频谱分析在临床的应用开辟新的途径。

3. 元音产生的物理规律

元音是一种准周期信号,其长度和强度在音节中占有较大优势,因此元音一直是语音学家和言语工程专家研究的重点。元音的声源是声带振动产生的一种近似的周期波,如图 5-3-3(a)所示;它的频谱包络是一条渐降的曲线,如图 5-3-3(b)所示。一般来说,嗓音洪亮、悦耳,包络下降较缓;声带发生病变,包络下降较快,高频分量衰减快,声音听起来干瘪沙哑。

经声道传输后,有的分量被加强,有的分量被减弱,输出元音的波形和频谱也相应变化,如图 5-3-3(c)和图 5-3-3(d)所示,产生音色各异的元音。元音频谱包络的巅峰位置被定义为共振峰。共振峰在频谱上排列的形式称为共振峰模式。元音音色不同,其共振峰模式也不一样。频谱中的基频 f 是由声带振动的周期决定的,而共振峰频率 $F_1,F_2,\cdots$ 是由声道构形决定的,两者基本可以看作相互独立的。元音的前三个共振峰对元音音色有决定性作用,其中前两个共振峰(F_1 和 F_2)对舌位、唇形的改变特别敏感,因而语音学上常常以 F_1、F_2 的数值作为描写元音音色的依据。成年男子的 F_1 通常在 200～700 Hz 之间;F_2 在 700～2 500 Hz 之间;F_3 段位于更高的频率范围。女子的共振峰一般比男子要高 15%～20%,儿童的也要高一些。

实际发声时,气流不稳定以及气流在气道和声道内发生湍流等因素都会对发出的声音产生影响。另外,声音信号的采集和频谱分析都会带来误差,实际记录的频谱不会是由图 5-3-3(d)所显示的理想谱线构成,而是如图 5-3-4 所示,频谱线上方的包络线显示了共振峰的位置分布。利用仿真示波器可对元音的共振峰进行估计。

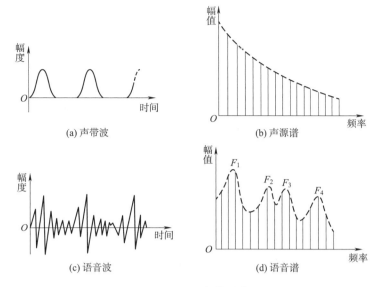

(a) 声带波
(b) 声源谱
(c) 语音波
(d) 语音谱

图 5-3-3 元音的形成

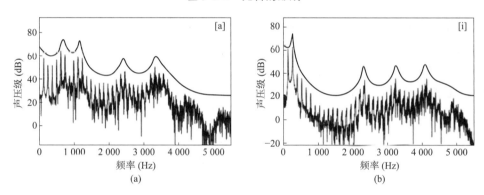

图 5-3-4 实际记录的两种元音[a]和[i]的声音频谱

四、实验内容

1. 标准信号分析

在 USTCORi 程序的"标准信号"模块中,设定标准信号参数(波形、频率、幅值、占空比),在时域图中产生相应标准信号,选定一个周期,对标准信号进行频谱分析。按照频率由小到大的顺序,在表 5-3-1 中记录前三条非零谱线的频率和相对强度(即幅值)。将频域图中的频谱信息与理论分析结果[式(5-3-3)]进行对比,评价软件分析结果。

表 5-3-1 矩形波频谱分析

标准信号信息:矩形波,频率 f = _____ Hz,幅值 U = _____ V,占空比为_____。

值	参数	第 1 峰	第 2 峰	第 3 峰
理论计算	频率(Hz)			
	幅值			
实际测量	频率(Hz)			
	幅值			

2. 脉搏波的采集和分析

利用压力传感器和脉搏/语音转换仪采集运动前后的脉搏波信号。参考图 5-3-2,在时域图中标出运动前后脉搏波的特征点,并分析运动前后心率的变化。将数据填入表 5-3-2。

表 5-3-2 脉搏波频谱分析

状态	脉搏波		心率	
	时域图	频域图	估算值	测量值
运动前				
运动后				

说明:根据脉搏波的基频乘 60 所得的心率为估算值;利用秒表测量一分钟心跳次数为心率测量值。

注意:

(1)一般采集桡动脉脉搏信号,若桡动脉脉搏较弱,可采集颈动脉脉搏信号。不建议测量他人颈动脉。

(2)运动后,及时采集脉搏信号。

3. 语音信号的采集和分析

用稳定的气息发出元音[a],利用传声器和脉搏/语音转换仪采集元音[a]的高音和低音信号。

(1)记录元音[a]的时域图,进行频谱变换,记录频谱信息,将数据填入表 5-3-3,并保存图像和数据文件。

表 5-3-3 元音[a] 频谱分析

音调	时域图(至少三个周期)	频域图(标注幅值)	基频 f
实验者 1 低音			
实验者 1 高音			
实验者 2 高音			

(2)对元音信号进行重建。选择一个合适的元音信号(其频率成分中,基频、二倍频和三倍频不是幅值最高的三个峰),按照表 5-3-4 选择不同的频率成分对元音信号进行重建,并分析进行元音[a]合成时,应选择什么样的频率成分?

表 5-3-4 语音信号重建

序号	所选成分(倍频数)				合成语音时域图
1	对应频率	1	2	3	
	幅值				
2	对应频率				
	幅值				

4. 元音信号的共振峰估测（选做）

利用传声器采集自己发出的两个不同声调的元音[a]和[i]。利用仿真示波器 Soundcard Scope 软件，采集元音[a]和[i]的频谱截图，分别估算元音[a]和[i]的共振峰，并与图 5-3-4 进行对比。将数据填入表 5-3-5。

表 5-3-5　元音的共振峰估算

元音	频域截图 1	频域截图 2	共振峰 F_1	共振峰 F_2	共振峰 F_3
[a]					
[i]					

五、思考题

1. 频谱变换或傅里叶变换的对象是什么？其目的是什么？
2. 频谱变换所得的频谱图中，横坐标与纵坐标的意义是什么？一个随时间正弦变化的时域信号 $u(t) = A\sin(2\pi ft)$，其频谱图是什么样的？
3. 周期相同、振幅相同、波形不一样的两个信号，是否有可能频谱一样？
4. 人发出的声音的基频是声带振动的频率，推测本实验中男女生发出同一个元音，基频会有什么特点？
5. 频谱变换是对周期信号进行分解，分解为幅值不同，频率不同的成分。在重构原信号时，应该首选哪些成分？
6. 共振峰是什么？
7. 不同元音声音的差异主要在什么方面？
8. 脉搏波检测在临床上有何医学应用？
9. 试举几例说明语音识别的现实意义。其在医学上可以何应用？

六、参考资料

1. USTCORi 程序模块简介

双击 USTCORi 图标，程序成功运行后，进入"脉搏语音图像分析系统"主界面，根据功能划分为六个模块：依次为"脉搏信号"、"标准信号"、"图片分析"、"语音信号"、"语音对比"和"长时语音"，如图 5-3-5 所示。

各模块使用方法相似，都可实现对选定信号的频谱分析。使用时，通过外接设备（压电传感器或传声器）采集（脉搏波或语音）信号或软件产生信号，在对应模块界面时域图中可观测到待分析信号，图 5-3-6 所示为"脉搏信号"模块界面。拖动时域图中的红蓝选择线选定待分析信号的一个典型周期，即可进行频谱变换，变换后的谱线出现在频域图中。谱线的相应信息可单击频域图下方"相对强度"按钮查看。

选定频谱图中的若干谱线（选中谱线变为红色），还可对选定成分进行合成。

各模块时域图和频域图下方的"图像""基线""增益"等滑块按通用方法使用。模块界面右上角的"工具箱"可用于图像和数据文件的导入导出等。

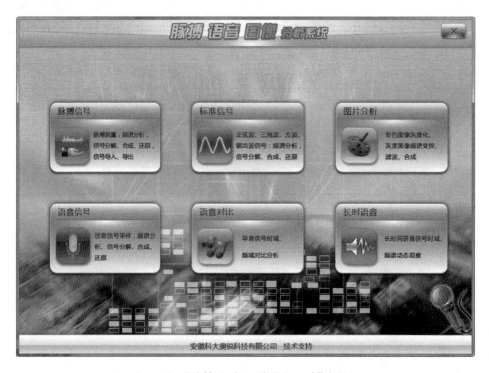

图 5-3-5 "脉搏 语音 图像分析系统"主界面

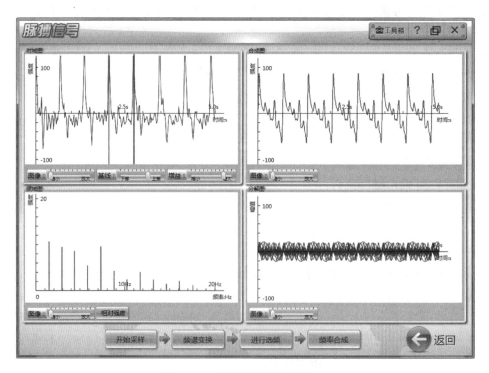

图 5-3-6 "脉搏信号"模块界面

采集信号前,将压电晶体传感器接线端插入转换仪面板上"脉搏输入"插口,将传声器接线端插入转换仪"语音输入"插口,将计算机采集电缆插头接入"信号输出"插口(另一端已与计算机连接),打开转换仪电源开关可进入信号采集状态。

2. 仿真示波器 Soundcard Scope 简介

单击 Soundcard Scope 运行程序,单击 continue 按钮进入示波器仿真程序界面。按以下方法设置:Settings 选项卡中的 Audio Devices 的 Input 设置为电脑麦克风;Output 设置为 Scope loopback。在 Frequency 选项卡中,先将黄线调到屏幕左侧 2 000 Hz 左右的位置,再拖动 Zoom 滑块,使得频率显示范围为 0 ~ 4 000 Hz。黄线调到中间位置。界面上方的选项中,只勾选 Auto-scale。在唱音过程中单击 Peak hold,获得不同音调的元音重叠的频谱,该频谱大致显示该元音的共振峰模式,如图 5-3-7 所示。

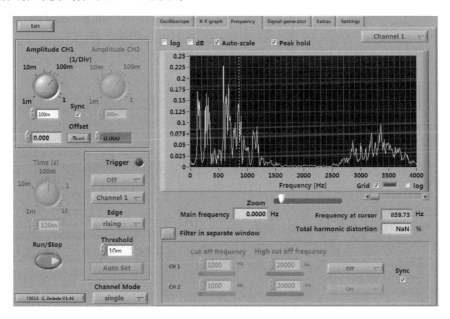

图 5-3-7 仿真示波器频谱分析窗口设置

七、拓展阅读

1. 脉搏波分析的临床应用

对脉搏波的时域分析主要是提取脉搏波波形的特征点信息。例如:血管硬化指数(Stiffness index,SI = 身高/主波与重搏波波峰时间差)随年龄增长而增加,可用于评估大动脉僵硬程度;主峰时间比(t_1/T)在重搏波不明显时也可以用于评价动脉硬化程度;血管硬化指数和血管反射指数(Reflect index,RI = h_4/h_1)可用于评估动脉弹性;收缩期面积特征量 K_1、舒张期面积特征量 K_2 和特征比例 K_1/K_2 可用于准确区分心血管系统的病理变化。

与时域分析往往只利用脉搏波波形中的几个特征点或某一段波形不同,脉搏波频谱能完整地反映脉搏波的全部信息。有研究发现,健康人群脉搏波 10 Hz 以下与 10 Hz 以上的能量比(Energy ratio,ER)大于 100,而心脏、肝脏或胃肠疾病患者的 ER 则小于 100。脉搏波频谱还常被用于中医脉象指标的客观化研究。例如:通过脉搏频谱计算病理性弦、滑、细脉图的功率谱,发现不同病理性脉象图的各段能量分布不同。频谱分析还可用于评估与年龄相关的血管系统的改变。对脉搏波的频谱分析除采用傅里叶变换外,还可用小波变换、希尔伯特变换等。不过,脉搏波的频谱结果比较抽象,特征参数代表的生理意义不是很明确,有时也难以用传统病理生理学知识解释。

2. **语音频谱分析在临床的应用**

利用频谱分析对嗓音信号进行检测分析,已经成为客观评价嗓音功能、诊断嗓音疾病、评估手术及药物疗效的重要手段。稳态元音多被作为声样进行分析。研究表明,以元音[i]为受试声样,声带小结、声带息肉、慢性喉炎、声带麻痹、喉肿瘤患者的基频f、共振峰F_1、F_2、F_3均有一个或几个与正常人群的频率均值具有显著差异。腭裂患者在矫治前后不同元音的共振峰的变化能客观地评价患者的语音缺陷,为语音训练提供依据。与元音共振峰相关的声学指标还被用于探讨帕金森病患者的言语障碍,并为患者的言语功能评估与康复治疗提供科学依据。

实验 5.4　模拟 CT

X 射线计算机断层扫描(X-CT)与普通 X 射线成像存在着本质的不同。X-CT(后文简称 CT)系统主要包括扫描设备、计算机系统和图像显示与存储系统。CT 系统的成像过程为：将 X 射线高度准直后围绕患者身体某一部位作横断层扫描，由灵敏探测器接收透过人体的 X 射线，经计算机计算而得出该层面各点的 X 射线衰减系数，再由图像显示器将体内各点的衰减系数根据数值大小用不同的灰度显示出来，得到体内该层面解剖结构的图像。

从 1971 年第一台 CT 机问世以来，CT 技术的发展异常迅速，扫描方式及图像重建技术都有重大革新。如第一代 CT 系统，重建一幅图像需要 4~5 min，只能用于脑组织检查。随后，CT 机多采用扇形 X 射线束，使用环滑技术作多层螺旋扫描，如 64 层螺旋 CT，X 射线管和探测器旋转一周(0.4 s/周)最多可获得 64 个连续层面的图像。超高速 CT 在 10 ms 左右的时间内就能完成一次扫描，实现心肺等器官的动态功能检查。

CT 成像系统仅从人体某一较薄的断层中采集建立影像所必需的信息，从根本上排除了影像重叠，从而使密度分辨能力大为提高。普通 X 射线成像仅能测出 5%~7% 的密度差异，而 CT 可探测到人体组织 0.5% 的密度差异，可以明显地分辨出衰减系数相差很小的软组织和水。CT 检查中所得到的数据反映受检体内各断层上各脏器组织的密度，如与正常脏器组织的密度有异即提示病变的存在。利用计算机的各种软件功能对 CT 图像进行处理(如采用窗口技术)，可以明显改善图像的对比度，便于观察细节。此外，还可以由横断层的图像数据合成三维影像，并能把病变轮廓突出显示出来。

本实验用红色激光代替 X 射线，模拟断层扫描和重建过程。学生可在实验中体会和了解断层成像的原理和过程，并对图像显示中用到的窗口技术有一个初步的认识。

一、实验目的

(1) 掌握 X 射线在物质中的衰减规律。
(2) 掌握 CT 成像的基本原理。
(3) 了解迭代法进行图像重建的基本原理。
(4) 理解体素、灰度等概念，了解 CT 值的计算。

二、实验仪器

计算机、计算机断层扫描模拟实验仪及其附件和配套软件、串口线一根。

三、实验原理

1. CT 基本原理

CT 通常把人体划分成许多小的体积单元，然后用 X 射线从多个角度穿透人体，并探测经人体衰减后的射线强度，最后根据这个强度计算出人体各个小体积单元的线性衰减系数，并把它们重建为图像。

X射线穿过物体,其强度的衰减满足Lambert定律

$$I = I_0 \, e^{-\mu d} \tag{5-4-1}$$

式中,μ为线性衰减系数,大小与物体的性质有关,又受X射线波长的影响;d为透射长度;I_0为入射X射线的强度;I为射线穿出物体后的强度。严格来说,这个定律要求X射线是单色的,即频率是单一的,不同频率的X射线μ不同。实际应用中会用过滤的方法使X射线尽可能单色。利用Lambert定律,可通过出射与入射光强的比值和透射长度测定材料的线性衰减系数

$$\mu = \frac{1}{d} \ln \frac{I_0}{I} \tag{5-4-2}$$

获取人体各个小体积单元的线性衰减系数的数值后,就可以用这些数值建立一幅灰度图像。一般来说,图像的深浅程度(用灰度值来表示)与线性衰减系数具有线性相关性。

CT重建图像应是衰减系数μ的分布。但人体内大部分软组织的μ值都与水的μ值很接近。例如:对临床CT常用的70 keV的X射线,水的μ值为0.19 cm^{-1},脂肪的μ值约为0.18 cm^{-1},两者仅差0.01 cm^{-1},其差值约为水μ值的5%。若直接以μ值成像,则很难有效区别不同的软组织。为了显著地反映组织间的差异,人们引入了CT值,其定义为

$$CT = 1\,000 \times (\mu_t - \mu_w)/\mu_w \tag{5-4-3}$$

式中,μ_t、μ_w分别为组织和水的线性衰减系数。CT值又称Hounsfield数,简称H。显然,水的H为零。$H > 0$表示$\mu_t > \mu_w$;$H < 0$表示$\mu_t < \mu_w$。骨的μ约为$2\mu_w$,故对骨有$H = 1\,000$。空气的μ近乎零,所以对空气有$H = -1\,000$。表5-4-1给出了人体不同组织的CT值。

表5-4-1 人体不同组织的CT值

组织分类	CT值	组织分类	CT值
空气	−1 000	脑灰质	36 ~ 46
脂肪	−100	脑白质	22 ~ 32
水	0	软组织	50 ~ 150
血液	10 ~ 80	骨骼	200 ~ 1 000

在图像重建时,一般用CT值表示图像的灰度,CT值越小的体积单元(如肺和人体周围的空气)其图像像素就越暗,而CT值越大的体积单元(如骨组织)其图像像素就越亮。因此归根结底CT图反映的是人体组织对X射线的衰减能力分布。由于CT成像以体素(即体积单元)为单位,因此,与传统的透射型X射线成像相比,它完全克服了前后组织的重叠问题,能较为真实地反映人体内部的结构。

2. 图像重建与处理基本知识

(1) 图像重建——迭代法

在CT机上有一列探测器,探测穿透人体之后的X射线强度。探测器能将X射线强度信息转换为电信号。电信号经过放大和数字化等过程,输入到计算机进行处理,最后生成CT值的图像,这一数据处理、生成图像的过程就称为图像重建。

图像重建的算法有很多,目前临床上用的主要是滤波反投影算法。这一算法效率很高,但涉及较深的数学知识,因此本实验介绍一种易于理解的迭代法,此算法可帮助我们从概念

上理解图像重建过程。

在介绍迭代法之前,需要先了解"投影"的概念,这个概念对应于图像重建的原始数据。当 X 射线透过一非均匀物质时,由于物质中每一部分的密度不同,衰减系数就不同。如果将它分成许多小方块,使得每一小方块都可看作均匀的,衰减系数单一,如图5-4-1 所示,那么由 Lamber 定律可得

$$I = I_0 e^{-\mu_1 \Delta x} e^{-\mu_2 \Delta x} \cdots e^{-\mu_N \Delta x} = I_0 \exp\left(-\sum_{n=1}^{N} \mu_n \Delta x\right) \tag{5-4-4}$$

当 $\Delta x \to 0$ 时,上式可写为沿射线方向的积分形式

$$-\ln \frac{I}{I_0} = \int \mu(x) \mathrm{d}x \equiv p \tag{5-4-5}$$

式中,p 为 CT 扫描过程中输入射线与输出射线强度比值的对数,称为"投影",是可通过探测器得到的测量数据。它等于沿射线方向物质的衰减系数分布函数 $\mu(x)$ 的线积分。因此,CT 图像重建的问题可转化为由已知衰减系数分布函数 $\mu(x)$ 的线积分求分布函数 $\mu(x)$ 的问题。解决该问题的方法就是图像重建的数学算法。

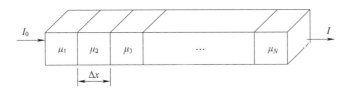

图 5-4-1　Lamber 定律对于不均匀介质的应用 – 各体素分别应用 Lamber 定律

式(5-4-5)在实际应用中可转换为一个简单线性方程,即

$$\mu_1 + \mu_2 + \cdots + \mu_N = p/\Delta x \tag{5-4-6}$$

在图像重建中 $p/\Delta x$ 被当作已知量,而把各个 μ 值当作未知量进行求解。根据代数基本定理,N 个未知数需要有 N 个独立方程进行求解。因此要有多束 X 射线的投影。在实际问题中成像对象不是一列人体组织,而是一层,如图5-4-2 所示。这样就可在不同的位置和方向上采集到很多 p 值。如果把人体的成像层面分成 256×256 个体积单元,那么至少要得到 256^2 个 p 值,即需要 256^2 束从不同位置和角度透射人体该层面的 X 射线。这样的数据量相当大,而且一般采集的 p 值数目不等于体素的数目,因此一般不采取解方程组的方法求解各个体素的 μ 值。

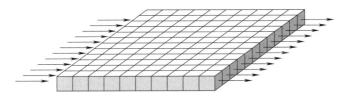

图 5-4-2　成像层面的体素分隔和透射的 X 射线

迭代算法的一般方法是:首先对一幅图像的各个像素赋予一个任意的初始值,并利用这些初始值计算出射线束穿过物体时应该获得的投影值,然后用这些计算的投影值与实际投影值比较,根据两者的差异获得一个修正值,再用这些修正值修正各对应射线穿射物体像素的

像素值。如此反复迭代,直到计算的投影值和扫描实测值接近并达到要求的精度为止。为了简单起见,本实验用 2×2 体素的一个实例介绍迭代重建算法。

设每个像素对射线的衰减系数分别为 μ_1、μ_2、μ_3、μ_4,为了得到四个像素的衰减量值,根据 CT 的原理通常至少要沿图 5-4-3 所示五个方向中的四个进行扫描(对角方向是必需的,请问为什么?)。为方便讨论,假设 μ_1、μ_2、μ_3、μ_4 的值分别为 $\mu_1 = 1.00$、$\mu_2 = 2.00$、$\mu_3 = 4.00$ 和 $\mu_4 = 3.00$,不考虑对角方向射线路径更长的影响,则沿各方向扫描实测到的总衰减量值应该为 3.00、7.00、5.00、5.00、6.00,符合如图 5-4-3(b)所示方程组。

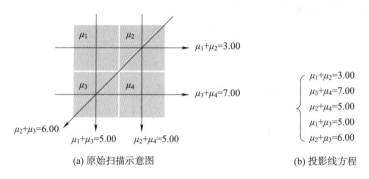

(a) 原始扫描示意图　　　　(b) 投影线方程

图 5-4-3　原始扫描示意图和对应的投影线方程

在以上方程组中,有四个未知数,但却有五个方程,不过这五个方程只有四个是完全独立的,所以正好可以求解出四个未知数。下面用迭代法来求解 μ_1、μ_2、μ_3、μ_4 的值。

①给四个像素赋予一个初始值。可将 μ_1、μ_2 的平均值作为 μ_1、μ_2 的初始值,μ_3、μ_4 的平均值作为 μ_3、μ_4 的初始值,则

$$\mu_1 = \mu_2 = 3.00/2 = 1.50$$
$$\mu_3 = \mu_4 = 7.00/2 = 3.50$$

赋完初值后,将其代入上述五个方程,分别计算出各方向的总衰减量,如图 5-4-4(a)所示。

②第一次迭代。比较图 5-4-3 和图 5-4-4(a)可以看出,不是所有方向的总衰减量和扫描的实测值完全一致,这说明所赋予的初值不是真正的解。

由于前四个方程的当前结果与扫描实测值完全一致,而第五个方程与实测值存在差值 1.00,说明 μ_2、μ_3 的当前值之和与 μ_2、μ_3 真值之和存在大小为 1.00 的误差,下面按均分原则对此误差进行修正(也可采用更保守的方法,即加上差异值的 1/3 或 1/4),则

$$\mu_2 = 1.50 + (6.00 - 5.00)/2 = 2.00$$
$$\mu_3 = 3.50 + (6.00 - 5.00)/2 = 4.00$$

③第二次迭代。从第一次迭代结果看,各方向衰减量之和都与实测值存在较大差异,说明各像素当前值与真值之间存在较大偏差,我们继续用均分法进行修正,如下:

根据第一个方程:　　$\mu_1 = 1.50 + (3.00 - 3.50)/2 = 1.25$
　　　　　　　　　　$\mu_2 = 2.00 + (3.00 - 3.50)/2 = 1.75$

根据第二个方程:　　$\mu_3 = 4.00 + (7.00 - 7.50)/2 = 3.75$
　　　　　　　　　　$\mu_4 = 3.50 + (7.00 - 7.50)/2 = 3.25$

μ_2、μ_4、μ_1、μ_3 的当前值正好满足第三和第四个方程,迭代结果不变。

根据第五个方程: $\mu_2 = 1.75 + (6.00 - 5.50)/2 = 2.00$
$\mu_3 = 3.75 + (6.00 - 5.50)/2 = 4.00$

④第三次迭代。

根据第一个方程: $\mu_1 = 1.25 + (3.00 - 3.25)/2 = 1.13$
$\mu_2 = 2.00 + (3.00 - 3.25)/2 = 1.88$
根据第二个方程: $\mu_3 = 4.00 + (7.00 - 7.25)/2 = 3.88$
$\mu_4 = 3.25 + (7.00 - 7.25)/2 = 3.13$
根据第五个方程: $\mu_2 = 1.88 + (6.00 - 5.75)/2 = 2.01$
$\mu_3 = 3.88 + (6.00 - 5.75)/2 = 4.01$

从三次迭代的结果可以看出，μ_1、μ_2、μ_3、μ_4 的值一次比一次接近真值，随着迭代次数的增加，每个像素任何相邻两次迭代结果之差越来越小。通常在迭代法求解中，真值是不知道的，且很快得到真值的可能性很小，因而迭代一般要进行多次。如果迭代结果收敛，那么迭代次数趋近于无穷大时，结果收敛于真值，即

$$\lim_{n\to\infty}\mu_1(n) = 1.00, \quad \lim_{n\to\infty}\mu_2(n) = 2.00, \quad \lim_{n\to\infty}\mu_3(n) = 4.00, \quad \lim_{n\to\infty}\mu_4(n) = 3.00$$

式中，$\mu_1(n)$、$\mu_2(n)$、$\mu_3(n)$、$\mu_4(n)$ 为 μ_1、μ_2、μ_3、μ_4 的第 n 次迭代结果。由于进行无限次的迭代是不可能的，实践中最简单的处理方法是设定一定的精度作为迭代终止的依据.

$$\begin{aligned}|\mu_1(n) - \mu_1(n-1)| &< \varepsilon_1 \\ |\mu_2(n) - \mu_2(n-1)| &< \varepsilon_2 \\ |\mu_3(n) - \mu_3(n-1)| &< \varepsilon_3 \\ |\mu_4(n) - \mu_4(n-1)| &< \varepsilon_4\end{aligned} \quad (5\text{-}4\text{-}7)$$

式中，ε_1、ε_2、ε_3、ε_4 分别为 μ_1、μ_2、μ_3、μ_4 预设的迭代终止精度值。例如：可设定两次迭代结果值之差的相对误差小于 5% 时作为终止迭代的依据，即当满足

$$\begin{aligned}|\mu_1(n) - \mu_1(n-1)| &< 0.05 \times \mu_1(n) \\ |\mu_2(n) - \mu_2(n-1)| &< 0.05 \times \mu_2(n) \\ |\mu_3(n) - \mu_3(n-1)| &< 0.05 \times \mu_3(n) \\ |\mu_4(n) - \mu_4(n-1)| &< 0.05 \times \mu_4(n)\end{aligned} \quad (5\text{-}4\text{-}8)$$

时终止迭代。当迭代到第四、五次时，迭代结果如图 5-4-4(e) 和图 5-4-4(f) 所示。

不难验证，这时迭代运算的结果满足式(5-4-8)所列终止条件，所以最后 μ_1、μ_2、μ_3、μ_4 的解为：$\mu_1 = 1.02$，$\mu_2 = 2.00$，$\mu_3 = 4.00$，$\mu_4 = 3.02$。

比较以上 μ_1、μ_2、μ_3、μ_4 的解和它们的真值 1.00、2.00、4.00、3.00 可以看出最大相对误差小于 3%。实际应用中会将迭代精度设置得高一些，但如果迭代精度设置太高，一则可能无法收敛，二则耗时太长。随着计算机技术的发展，运算速度的提高，迭代法在医学成像中的应用越来越广泛。

(2) 图像的窗口调节与窗宽窗位的概念

人体组织 CT 值的范围大致是 -1 000 到 +1 000。为了尽可能多地保留不同体素 CT 值的差异信息，一般成像之后每个像素用 2 048(或更多)个灰阶来表示其灰度(即对应 CT 值)，但不

管是在显示器上还是在胶片上,都无法一次显示这么多的灰阶(目前 Windows 系统的普通灰度图的灰阶为 256,0 为纯黑,255 为纯白)。更重要的是,人眼无法区分那么多个灰阶。因此,在显示 CT 图片时,全部可视灰阶只能对应某一 CT 值区间,这一区间称为窗宽。窗宽范围的中心称为窗位。CT 值比窗宽上限更大的像素显示为纯白,而 CT 值比窗宽下限更小的像素则显示为纯黑。

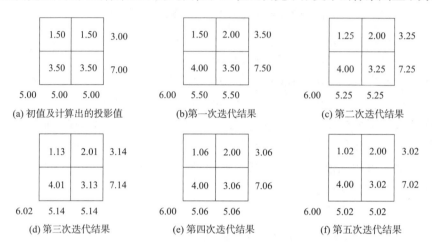

图 5-4-4　初始像素值和迭代计算结果

窗位一般可选为感兴趣结构 CT 值的中间值,窗宽能决定图像的对比度。要显示 CT 值变化非常小的组织结构,例如大脑,应选择较窄的窗宽;对于 CT 值变化较大的部位,例如肺部或颅骨,则应选择较大的窗宽。在本实验中可通过窗宽或窗位的调节来了解窗口技术是如何揭示"隐藏"在 CT 图像中的信息,即由于 CT 值差异很小而只有在设置特定窗宽和窗位后才能看到的结构。

(3) 人眼对灰度的分辨

根据视觉理论,人眼对灰度(亮度)的分辨能力受诸多因素影响。其中主要的有亮度适应性、照明度和边缘效应。

亮度适应性是指人眼能根据环境亮度的变化调整其整体的灵敏度,由于这种适应性使得人眼可视的亮度范围达到 10^{10},既能看微弱的星光,也能看阳光下的强反射光。这种适应性能很好地保护人的眼睛,但也给人眼在特定环境下的亮度分辨能力带来了局限性。在一定照明环境下,人眼能分辨的最弱光和最强光亮度范围远比 10^{10} 要小。

照明度也是影响人眼灰度分辨率的一个重要因素。实验表明,在一定照度环境下,人眼对明亮物体的分辨能力比对暗物体的分辨能力强,这一点很容易从计算机的显示器上得到验证。对于灰度值很小,即很暗的像素,只有当灰度级相差 15 左右的时候才能分辨。而对于灰度值很高的像素,即很亮的像素,当灰度级相差不到 5 就能分辨。

边缘效应指的是当两个具有不同亮度的物体彼此靠近时,亮的物体在边缘处显得更亮,暗的物体在边缘处显得更暗,这使得它们较容易分辨。但如果它们是通过过渡亮度的区域连接起来的,则它们的亮度差异不会那么显著。

物体大小在人眼分辨能力方面与亮度是共同起作用的。同一亮度差异的情况下,大物体容易分辨,而小物体则较难分辨。为了使得小物体能被轻易分辨,需要较大的亮度差异。

四、实验内容

本实验中,用半导体激光代替 X 射线,用半透明的玻璃代替人体组织。激光具有很好的单色性,实验中忽略了激光反射、折射所产生的误差,可以认为激光的衰减规律与 X 射线是一样的。

实验利用专用软件"模拟 CT 实验"完成,通过计算机来采集和处理数据。图 5-4-5 所示为该软件的主界面。在图示的实验项目中,项目 3 和项目 5 为学习性内容,不涉及物理仪器的操作,目的是为加深对 CT 成像及图像处理背景知识的理解。本实验还配备有多媒体教学片,介绍了 CT 成像原理、发展历史和应用简介。以下为每个实验项目的简要介绍:

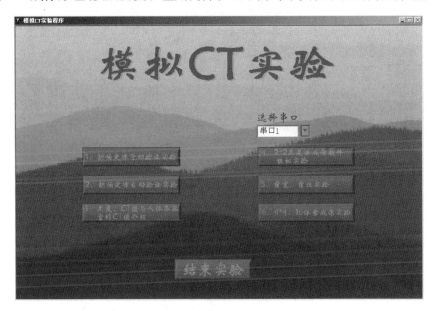

图 5-4-5 "模拟 CT 实验"主界面

1. 朗伯定律手动验证实验

本项目界面如图 5-4-6 所示,将不同长度的有机玻璃块放置在实验装置上,调好方向和位置,用激光穿射,然后直接从计算机断层扫描模拟实验仪读取可反映透射光强的电压值。将该电压值 U 用键盘输入到相应的字段中。之后读取未穿射任何有机玻璃块的激光强度电压值,作为 U_0 输入到对应的字段中。最后用游标卡尺测量出有机玻璃块的长度,将结果输入到相应的字段中。注意根据所用的游标卡尺选择精度,这样计算机能判断输入值应有的小数位数。

利用式(5-4-2)算出不同有机玻璃块的线性衰减系数,并与计算机的验算结果进行对比。由于这些有机玻璃块的材料相同,因此,理论上不同长度的有机玻璃块所算出的线性衰减系数应该相同,但由于前后端反射以及同一材料加工的差异等因素,结果并不严格相同。单击"保存当前界面图片"按钮,将实验结果保存为图片文件。

2. 朗伯定律自动验证实验

本项目(界面见图 5-4-7)与项目 1 的差别在于通过计算机直接从 CT 模拟实验仪读取电

压值,并省去了手工计算步骤。本项目的操作方法基本与上一项目相同,不再赘述。本项目结束前单击"保存当前界面图片"按钮,将实验结果保存为图片文件。

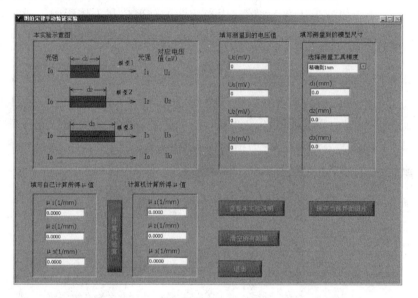

图 5-4-6　朗伯定律手动验证实验界面

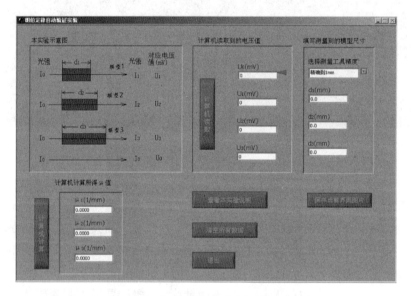

图 5-4-7　朗伯定律自动验证实验界面

3. 灰度、CT 值及人体各器官的 CT 值介绍

本项目的界面如图 5-4-8 所示。图中有详细的操作说明。本项目不涉及实物仪器的操作,目的是让学生体会在不同灰度层次上人眼对灰度级的分辨能力。

4. 2×2 灰度块成像软件模拟实验

本项目的界面如图 5-4-9 所示。本项目为单纯的计算机模拟实验,实验数据(与透射光强成正比的电压值以及灰度块的长度)为人为输入到计算机中的任意数值(数据间必须满足一定的条件)。本程序通过一步一步地迭代,显示了迭代重建算法的实现过程。最终计算结果换算成CT值[根据式(5-4-3)计算],并以灰度的方式显示出来。最后单击"保存当前界面图片"按钮,将实验结果保存为图片文件。

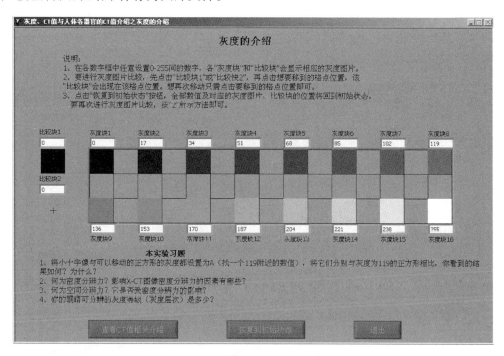

图 5-4-8　灰度、CT值及人体各器官的CT值介绍界面

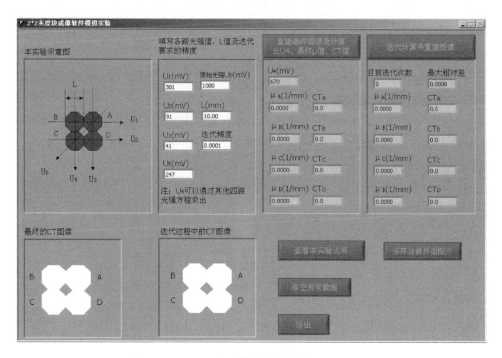

图 5-4-9　2×2灰度块成像软件模拟实验界面

5. 窗宽、窗位实验

图 5-4-10 为本项目的实验界面。首先在左上角文本框中输入四个体素的 CT 值,这些 CT 值对应的灰度将显示在左下角的四个小正方形中;其次,任意改变窗宽或窗位的大小(可通过输入数值到对应的文本框或者拖动相应的箭头来实现),观察图片灰度的动态变化。窗宽内的 16 个 CT 值数值和对应灰度分别显示在右边的文本框和图中。单击进入"查看本实验说明"按钮后,可看到观察临床 CT 图例的链接。

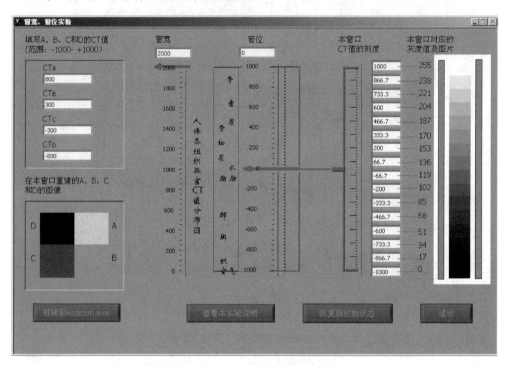

图 5-4-10　窗宽和窗位实验界面

6. 4×4 体素成像模拟实验

本项目的软件界面如图 5-4-11 所示。在本项目中,用事先摆放好的一组玻璃块接受激光的穿射,然后根据不同位置和角度的透射激光强度(对应电压值)重建出玻璃块的摆放布局。步骤如下:

(1)在放置玻璃块之前读取一个原始光强对应的电压值,单击"原始光强"字段,然后单击顶端的"计算机读数"按钮。

(2)选定一个方向,激光可穿射四个玻璃块,在光路编号中输入该方向对应的光路编号,单击"计算机读数"按钮,读取透射光强对应的电压值,从而能得到一个计算机可借以参考的透射光强。注意,读完数之后,鼠标指针自动移到 U_1 的字段内,等待读取光路 1 的数据。

(3)找到与软件界面左上图所画光路 1 对应的光路,转动并平移整组玻璃块使实际光路与所画光路对应。如果光路正好对齐,那么稍微再转动和平移都将减小透射的光强,可利用这一点精确判断光路是否对齐。

(4)对齐后,单击"计算机读数",读取光路 1 的电压值,这时鼠标指针自动移至下一个光路的数据字段。

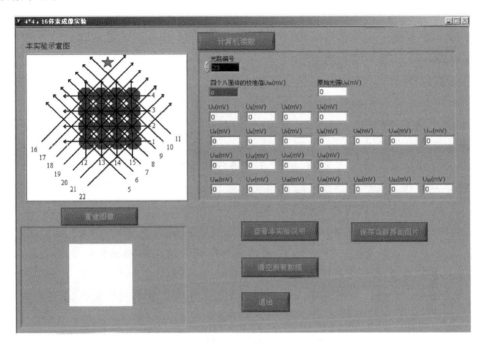

图 5-4-11　4×4 体素成像模拟实验界面

（5）对其他光路重复步骤（3）和步骤（4），直到全部光路数据读取完毕。

（6）单击"重建图像"按钮，这时即可显示根据透射光强数据迭代重建出的玻璃块布局图像。

（7）如果成功重建出玻璃块的真实布局，那么单击"保存当前界面图片"按钮，将实验结果保存为图片文件，作为实验报告的一部分。

注意：由于本实验对所用玻璃块的光洁度要求较高，应确保玻璃块表面没有指印；如果重建图像出现错误，表明数据读取有误，重做时，不必重新读取所有数据。可先判断哪些光路的数据可能有误，然后单击相应的光路数据字段。对齐后，单击"计算机读数"按钮修正该光路的读数，并重新单击"重建图像"按钮即可。

五、思考题

1. 线性衰减系数大表示介质对 X 射线的吸收更 ＿＿＿＿（强或弱），其对应的 CT 值也更 ＿＿＿＿（大或小）。

2. 根据公式 $I = I_0 e^{-\mu d}$，μ 的国际单位是＿＿＿＿。

3. 某种材料被 X 射线照射时，对 X 射线的吸收比在同样条件下水的吸收更多，那么它的 CT 值＿＿＿＿（大于或小于）0。

4. CT 图也称密度图，最有可能的原因是（　　）。

A. 图像某组织的 CT 值大致正比于其组织密度

B. 图像某组织的 CT 值大致反比于其组织密度

C. 图像某组织的 CT 值随其组织密度的增大而增大
D. 以上说法均不正确

5. 关于 CT 像和普通 X 像的异同,说法正确的是(　　)。
A. CT 像和普通 X 像都是断层像
B. CT 像和普通 X 像都是投影像
C. CT 像上骨骼是黑色的,普通 X 像骨骼是白色的
D. 以上说法都不正确

6. 影响灰度分辨能力的因素有哪三个?

7. 本实验采用红光模拟 X 射线,它们在穿透物体方面有哪些区别?

8. 已知一均匀物体对某种波长的光的衰减系数,请设计一实验测量出该物体的厚度。你需要哪些实验仪器(不能使用测量长度的量具)?

9. 若有光源、光强探测器和测量长度的量具,如何测量出物体的衰减系数?假设不同长度吸收块的两个端面平滑度一样,可否在考虑反射影响的情况下测出吸收块衰减系数的精确值,并估算反射率有多大?

10. 对四块体素,理论上可采集六个光路的数据,为什么本实验(项目 4)只采集了四路?采集第 1、2、3、4 路光是否可重建出这四个吸收块的 CT 值?

11. 如果要区分骨组织和骨内金属,那么窗宽和窗位应如何调整?

12. 本实验最后一步模拟的成像是立体成像还是平面成像?

六、拓展阅读

CT 发展大事记

1900 年,意大利放射学家亚历山德罗·瓦莱博纳(Alessandro Vallebona)发明了断层成像术,用 X 胶片来观察人体的一个层面。

1960 年,计算机算力的提高和商业化激发了新的研究,以开发实用的计算机断层成像技术。

1967 年,英国电子工程师戈弗雷·亨斯菲尔德(Godfrey Hounsfield)爵士利用 X 射线技术在 EMI 中央研究实验室发明了第一台 CT 扫描机。

1971 年,世界上第一个患者的脑部 CT 扫描在英国温布尔登进行,并于一年后发表了该成果(见图 5-4-12)。

1973 年,世界上第一台商用 CT 扫描机在美国安装。

1980 年,进行了 300 万人次 CT 检查。

20 世纪 90 年代,便携式/移动式 CT 扫描机开始流行。

2005 年,每年 CT 检查次数增长到 6 800 万人次。

2007 年,在美国安装的 CT 扫描机中,有一半是 64 层以上的多层 CT 扫描仪。

2008 年,推出新一代的 CT 扫描机,可以在不到 1 s 的时间内拍摄到跳动的心脏或冠状动脉的图像。

2009 年,东芝公司研发了 16 cm 宽 CT 探测器。每个机架旋转的覆盖范围更广,可以实现更多的动态扫描,并在更短的时间内完成多次采集。

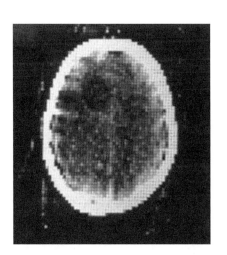

图 5-4-12 世界第一幅临床 CT 图,显示前额叶有肿瘤

2010 年,美国食品药品监督管理局(FDA)发起减少医疗成像辐射剂量的倡议。目前筛查用 CT 的辐射剂量已降至常规 CT 检查的 1/3 ~ 1/5。